RÄUCHERRITUALE

HEILEN · SEGNEN · INSPIRIEREN

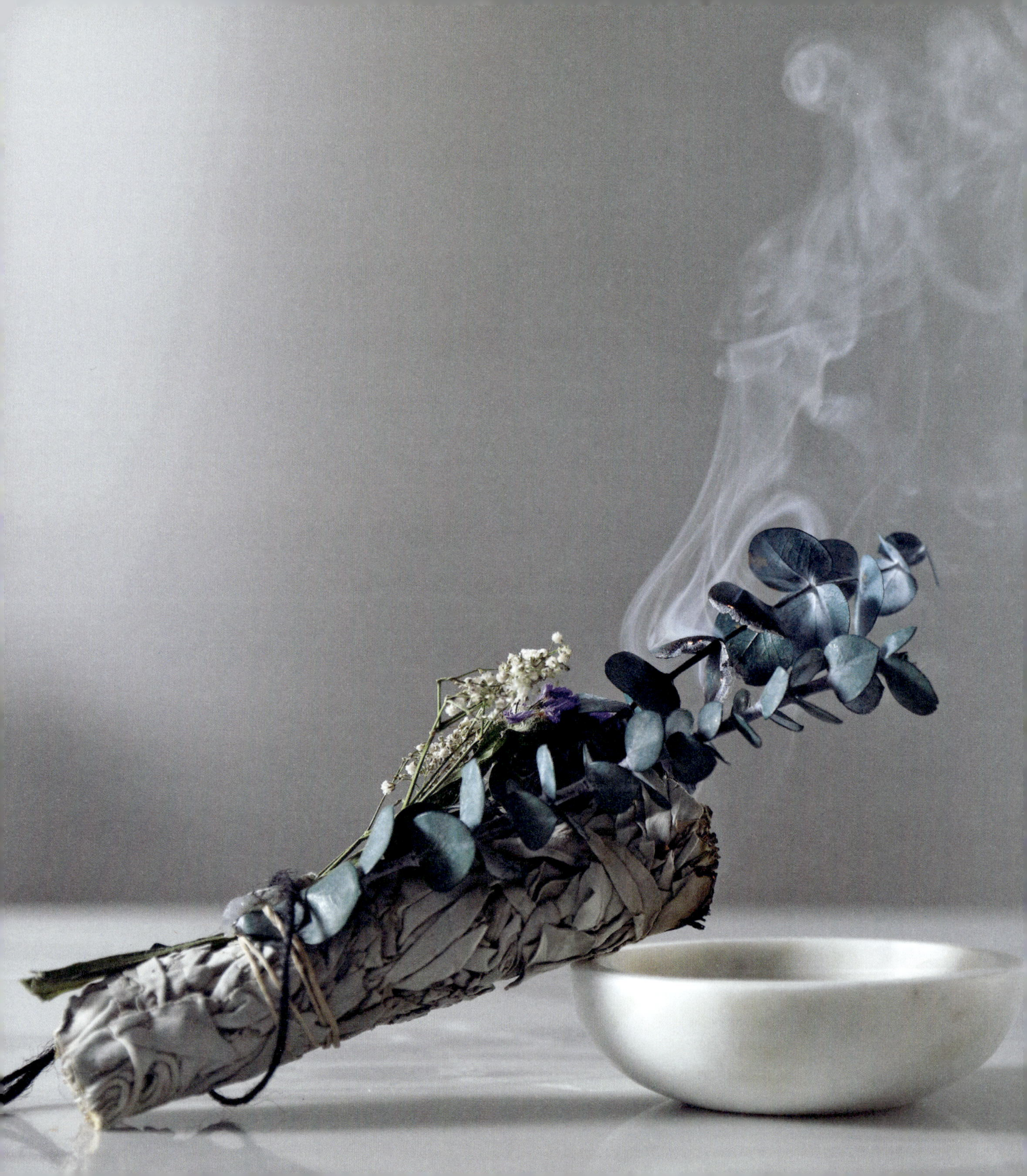

RÄUCHERRITUALE

Heilen • Segnen • Inspirieren

Mit 30 Kräutermischungen für die energetische Reinigung

von Kiera Fogg

IRISIANA

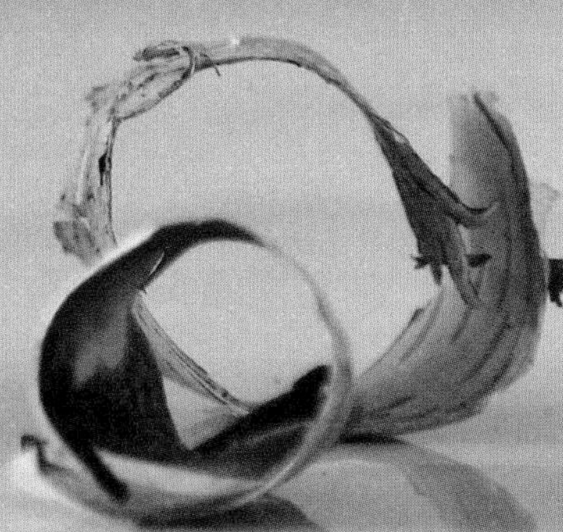

ISBN: 978-3-424-15385-9

2. Auflage 2024
© 2020 der deutschsprachigen Ausgabe by Irisiana Verlag, einem Unternehmen der Penguin Random House Verlagsgruppe GmbH, Neumarkter Straße 28, 81673 München

Fotografen: Dave Burton, Jess Esposito, Erin leslie, Phil Wilkins, Sydney St. Mars und Littl Box of Rocks
Übersetzung: Sven Beier
Satz: Satzwerk Huber, Germering
Umschlaggestaltung: Geviert, Grafik & Typografie unter Verwendung der Gestaltung von Martina Calvio und Jackie Palmer

Printed in China

Penguin Random House Verlagsgruppe FSC® N001967

MIX
Papier | Fördert gute Waldnutzung
FSC® C016973

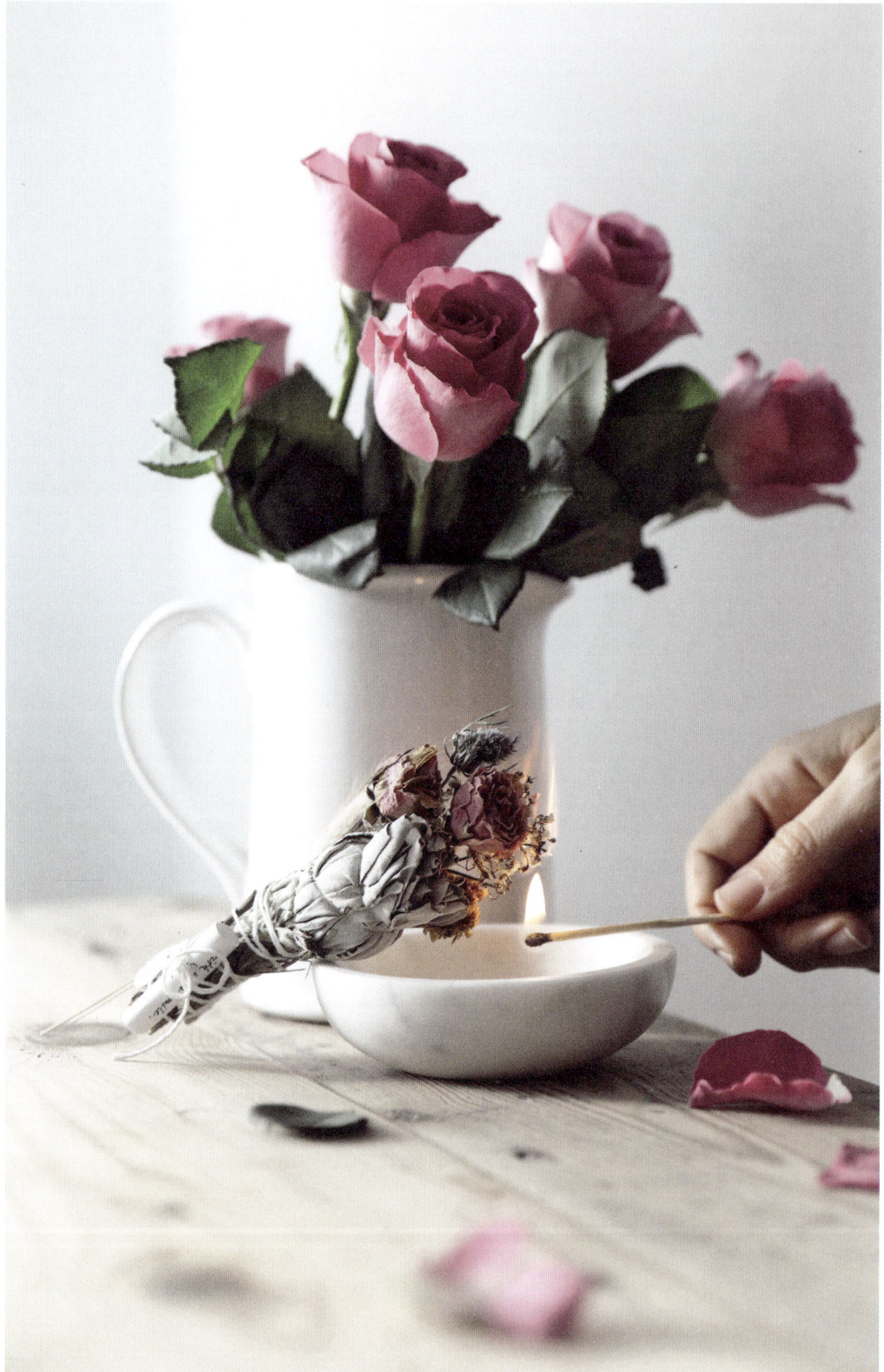

INHALT

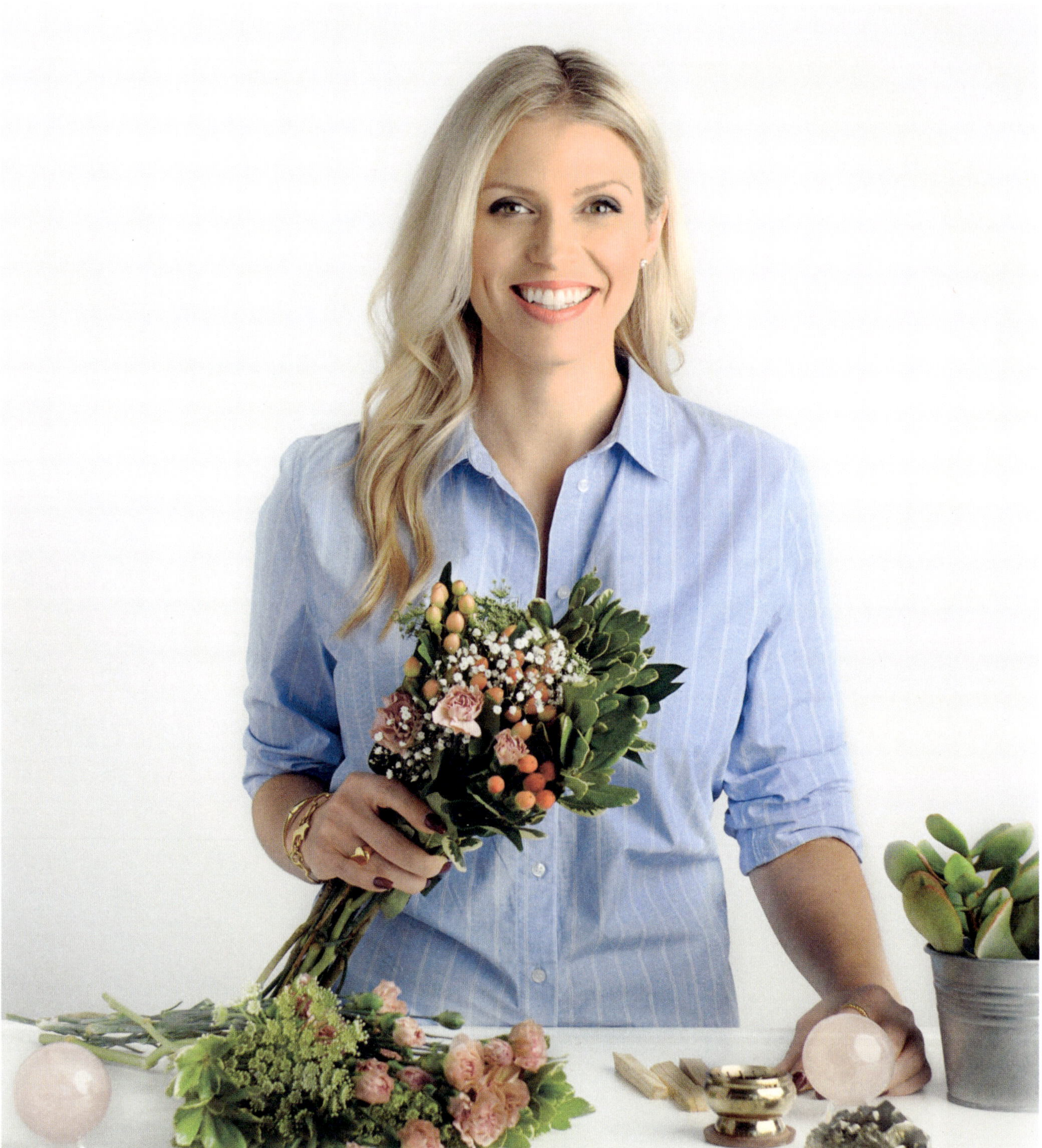

HALLO, ICH BIN KIERA

Seit ich ein kleines Mädchen war, hat mich die heilende und inspirierende Kraft der Natur zutiefst fasziniert. In meiner Kindheit habe ich die Sommer damit verbracht, die kanadische Wildnis im Norden Ontarios zu erkunden, woher meine Familie stammt. Daraus entstand mein fester Glaube, dass ich in schweren Zeiten immer auf die heilende Kraft der Natur vertrauen konnte, um mich wieder mit meinem höheren Selbst zu verbinden.

Das ist vielleicht einer der Gründe, warum ich als Erwachsene eine Karriere im Bereich der ganzheitlichen Gesundheit eingeschlagen habe. Das führte dazu, dass ich meine eigene Handelsmarke namens Little Box of Rocks ins Leben rief, unter der ich Heilsteine-Geschenksets, Kräuterbündel und andere Artikel dieser Art anbiete. Manche wundert es, dass ich mich, obwohl meine Produkte und Ratschläge in verschiedenen großen Zeitschriften, wie der *Vogue, Huffington Post, People* und *Oprah Magazine* präsentiert wurden, in keinster Weise als spirituellen Guru betrachte. Ich bin eher eine ganz normale Person – eine Unternehmerin und gut ausgelastete Mutter von drei Kindern –, die es sich zur Aufgabe gemacht hat, mit dem Mythos aufzuräumen, dass bedeutsame spirituelle Praktiken und Rituale nur für die »Experten« dieser Welt reserviert sein sollten.

Ich selbst war sicherlich keine Expertin, als ich das erste Mal auf den Brauch der energetischen Reinigung stieß. Ironischerweise hatte ich meine erste Begegnung mit dieser Heilmethode, nachdem ich meine erste Absage von einem bekannten Buchverlag erhalten hatte. Mein Leben lang hatte ich davon geträumt, ein Buch zu veröffentlichen, und als ich die Absage las, war ich am Boden zerstört. Mit Tränen in den Augen rief ich eine gute Freundin an, die sofort vorbeikam, um mit einem Bündel Weißen Salbei mein Zuhause zu reinigen. Nach dem Besuch fühlte ich mich besser und war fasziniert von diesem scheinbar komplexen Ritual. Doch schon bald lernte ich, dass es sich bei dieser unglaublich wirksamen Methode um ein total einfaches Mittel handelt, das wir alle einsetzen können – und ich finde es ausgesprochen amüsant, Ihnen diese Anekdote in meinem inzwischen zweiten Buch erzählen zu können!

Ich glaube fest daran, dass in uns allen genügend göttliche Weisheit und Kraft steckt, um das Leben zu führen, das wir uns erträumen. Es ist mir eine große Ehre, Sie auf Ihrem Weg zu unterstützen, selbst ein »Experte« für diese wundervolle Heilmethode zu werden.

DIE REINIGENDE KRAFT DES RÄUCHERNS

Schon seit Jahrtausenden wird auf der ganzen Welt der wohlriechende Rauch von getrockneten Pflanzen bei religiösen und medizinischen Zeremonien eingesetzt. Im antiken Griechenland wurden Kräuter und Harze von Priestern verbrannt, um die Kranken zu heilen, während buddhistische Mönche Räucherwerk zur Unterstützung bei der Meditation einsetzten. In den bäuerlichen Kulturen Europas hatte die Anwendung vor allem praktische Gründe, sollte sie doch das Vieh von Parasiten und Schädlingen reinigen und in Krankenhäusern die Ansteckungsgefahr eindämmen.

Die Verwendung von Rauch zur spirituellen Reinigung ist wahrscheinlich am besten als Teil von Reinigungsritualen indigener Kulturen auf dem nordamerikanischen Kontinent bekannt. Bei diesem heiligen Brauch wird der Rauch von Mariengras, Tabak, Zeder oder Weißem Salbei eingesetzt, um jemanden oder etwas von negativen Gedanken, Energien oder Geistern zu befreien. Zwar können die dabei verwendeten Gegenstände und Pflanzen von Stamm zu Stamm stark variieren, ihnen allen ist jedoch gemein, dass sie diesen Brauch als einen Weg betrachten, um sich zwischen der physischen und der spirituellen Ebene zu bewegen.

Die heutigen spirituellen Praktiken sind inspiriert von dieser auf der ganzen Welt anzutreffenden Tradition. Räucherwerk wird zunehmend beliebter und findet sich mittlerweile nicht nur im Sortiment von Esoterikläden, sondern auch in Supermärkten. Heutzutage ist es nichts Ungewöhnliches mehr, dass Leute mit dem Rauch eines Kräuterbündels ihr neues Zuhause reinigen oder damit einfach ihre spirituelle Verbundenheit fördern. Da das Konzept der energetischen Reinigung inzwischen besser verstanden wird, erkennen die Menschen mehr und mehr die Vorteile, die ihnen diese Heilmethode im Alltag bringt.

Fallbeispiel 1: Ein goldenes Händchen

Kim aus Illinois hat uns vor Kurzem über unseren Onlineshop angeschrieben. Sie erzählte uns, welche Probleme sie hatte, ihr Haus zu verkaufen. Nachdem sie es schon mehrere Monate erfolglos angeboten hatte, folgte sie dem Rat eines Immobilienmaklers und renovierte es von Grund auf. Als sie ihr Haus immer noch nicht verkauft hatte, entschied sie sich widerwillig mit dem Preis nach unten zu gehen, da sie befürchtete, dadurch auf den Investitionen, die sie die Renovierung gekostet hatte, sitzen zu bleiben. Im Laufe der nächsten Monate erhielt sie eine Handvoll Angebote für das Haus, aus denen aber leider nichts wurde.

Schließlich erwarb sie auf Anraten eines Freundes ein Bündel Weißen Salbei über unseren Shop. Sie wusste, sie musste die Art, wie sie ihr Haus wahrnahm, grundlegend ändern: Statt mit Angst und Verlust musste sie es mit Fülle assoziieren. Als sie das Räucherset erhielt, entschied sie sich, ihrem Haus damit das »gewisse Etwas« zu verleihen. Sie ging durch das Haus und fächelte den Rauch des Weißen Salbeis in alle Richtungen. Jedes Mal, wenn sie einen Raum betrat, stellte sie sich vor, wie sich die Wände in reines Gold verwandelten. Als sie damit fertig war, bat sie die höhere Kraft in ihr, den perfekten Anwärter zu ihrem Haus zu führen.

In der folgenden Woche erhielt sie nicht nur ein, sondern gleich zwei Angebote von zwei verschiedenen Paaren, die sich in das Haus verliebt hatten. Sie verkaufte ihr Heim 20.000 Dollar über dem Verkaufspreis, was genau der Summe entsprach, die sie ursprünglich verlangt hatte. Als sie herausfand, dass die neuen Bewohner ein bekanntes Schmuckgeschäft besaßen, konnte sie über ihr »goldenes Händchen« nur staunen.

Fallbeispiel 2: Die Liebe ist ein seltsames Spiel

Nachdem sie einen Rückschlag nach dem anderen erlitten hatte, musste ich bei den Geschichten meiner Freundin Myra über ihre schrecklichen Erlebnisse mit Männern häufig Tränen lachen. Eines Tages, nachdem sie mich mit einem weiteren Reinfall bestens unterhalten hatte, legte ich ihr nahe, dass sie wirklich damit aufhören musste, ihre schlimmen Dating-Geschichten zu erzählen, auch wenn es sich dabei um köstliche Anekdoten handelte. Ich erklärte ihr, wie ihr Unterbewusstsein automatisch das anzieht, was ihm am häufigsten erzählt wird. Ich schlug ihr vor, stattdessen das zu beschreiben, was sie sich bei einem idealen Partner wünschte. Obendrein schaute ich ein paar Tage später mit einem Bündel Weißen Salbei, der mit Rosenblättern und Hibiskus umwickelt war, bei Myra vorbei. Ich wies sie an, ihre Augen zu schließen und sich den Mann ihrer Träume vorzustellen. Als das Ritual zu Ende war, stimmte sie zu, sich dieses Bild jede Nacht vorm Schlafengehen ins Gedächtnis zu rufen.

»Nun, dein Reinigungsritual muss auf alle Fälle was bewirkt haben«, sagte sie mir ein paar Tage später. »Alles läuft schief!« Sie erzählte mir, dass sie ihr Handy in die Badewanne fallen gelassen hatte und es nun kaputt sei. Am nächsten Morgen gab ihr Auto den Geist auf, und sie stand ohne Handy am Straßenrand da. Unaufhörlich erzählte sie von den unzähligen Missgeschicken, die ihr widerfahren waren, bis ich sie schließlich einbremste. Sie musste sich ihre Angewohnheit, sich ständig zu beschweren, auch in anderen Lebensbereichen abgewöhnen. Ich riet ihr, weiterhin fest darauf zu vertrauen, dass das von ihr gewünschte Ergebnis sich bald einstellen wird.

Zwei Wochen später holte Myra ihren Wagen zum zweiten Mal von der Werkstatt ab. Wie es der Zufall so wollte, traf sie dabei auf Jay, einen alten Freund aus der Oberschule, der nicht zögerte, sie auf einen Kaffee einzuladen. Dem gemeinsamen Kaffee folgten ein Abendessen und einige weitere Dates. Heute sind sie miteinander verlobt.

ÜBER DIESES BUCH

Entdecken Sie die alte Heilkunst der energetischen Reinigung. In diesem Buch werden Ihnen 30 spezielle Mischungen in Kombination mit Heilungsritualen vorgestellt, die Sie bei den verschiedensten Beschwerden und wichtigen Anlässen in Ihrem Leben anwenden können.

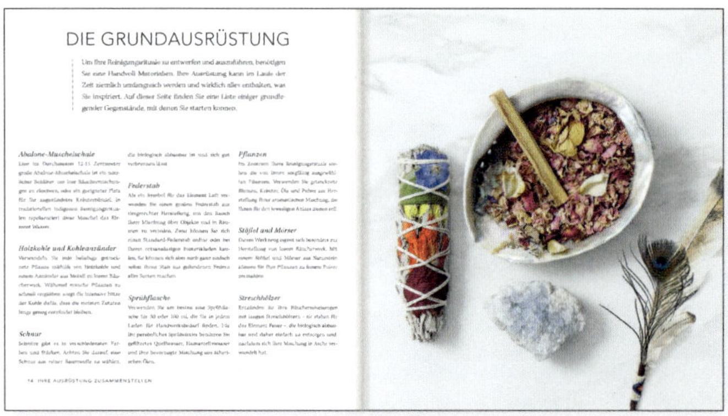

1 Lernen Sie das wichtigste Handwerkszeug und die Materialien kennen, die Sie benötigen, um Ihre Rituale vorzubereiten und auszuführen.

GESUNDHEIT & SICHERHEIT

- Lassen Sie nie eine angezündete Räuchermischung unbeaufsichtigt.
- Halten Sie sich immer in der Nähe einer Wasserquelle auf, für den Fall, dass Sie schnell eine Flamme löschen müssen.
- Vermeiden Sie es, Schnüre und Fäden aus synthetischem Material zu verbrennen.
- Verbrennen Sie Holzkohle immer in einer hitzebeständigen Schale aus Metall – niemals in einer Glas- oder Muschelschale.
- Bewahren Sie Ihre Materialien für die energetische Reinigung sicher vor Kindern und Babys auf.
- Sprechen Sie sich mit Ihrem Arzt ab, falls Sie irgendwelche gesundheitsbezogenen Fragen oder Bedenken haben.

Die positiven Eigenschaften jeder Pflanze werden angeführt

Eine kurze Beschreibung der Pflanze und ihrer heilenden Wirkung wird geliefert

Diese Empfehlungen zeigen Ihnen, womit Sie die Pflanze gut kombinieren können, um einfach Ihre eigene Mischung zu erstellen

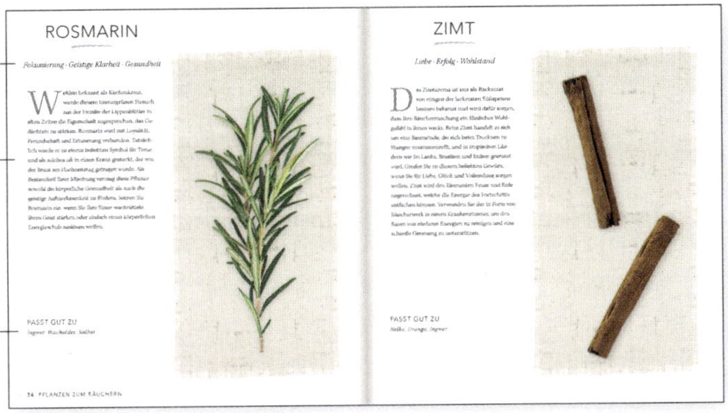

2 Entdecken Sie die 20 wichtigsten Pflanzen, die am häufigsten zur energetischen Reinigung eingesetzt werden.

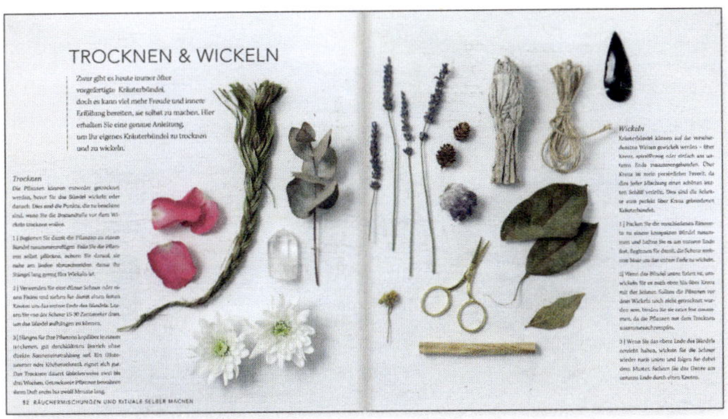

3 Lernen Sie sich die passende Kräutermischung samt Ritual für Ihre persönlichen Bedürfnisse und Wünsche zurechtzulegen.

Die Überschrift stellt den Zweck eines jeden Rituals kurz dar

Eine Affirmation bietet Ihnen Worte der Inspiration

Die Vorzüge der Mischung werden aufgeführt

Einfache Zutatenlisten geben die benötigten Kräuter, Öle und Materialien an

Schritt-für-Schritt-Anleitung, wie das Ritual ausgeführt wird

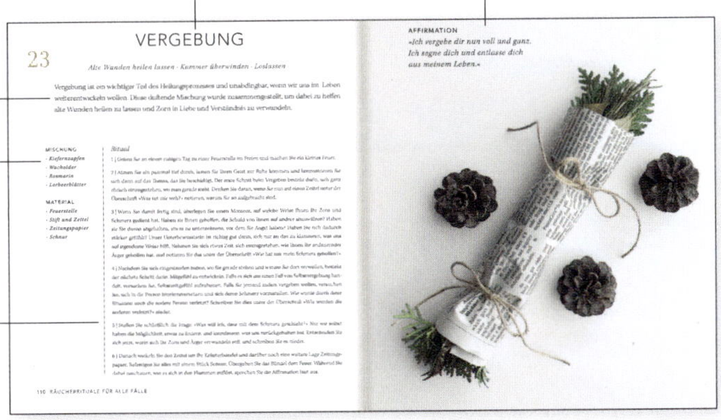

4 Heilen, segnen und schützen Sie verschiedene Aspekte Ihres Lebens mit diesen 30 maßgefertigten, wirkungsvollen Reinigungsritualen.

KAPITEL

1

IHRE AUSRÜSTUNG ZUSAMMEN-STELLEN

Bevor wir in die faszinierende Welt der energetischen Reinigungsrituale eintauchen, müssen wir uns zuerst mit den richtigen Sachen bevorraten. In diesem Kapitel werden wir das grundlegende Werkzeug und die Materialien erkunden, die Sie zum Vorbereiten und Ausführen Ihrer Rituale benötigen. Zudem werden wir besprechen, wann und wie einige der beliebtesten Mittel für die energetische Reinigung eingesetzt werden sollen.

DIE GRUNDAUSRÜSTUNG

Um Ihre Reinigungsrituale zu entwerfen und auszuführen, benötigen Sie eine Handvoll Materialien. Ihre Ausrüstung kann im Laufe der Zeit ziemlich umfangreich werden und wirklich alles enthalten, was Sie inspiriert. Auf dieser Seite finden Sie eine Liste einiger grundlegender Gegenstände, mit denen Sie starten können.

Abalone-Muschelschale

Eine im Durchmesser 12-15 Zentimeter große Abalone-Muschelschale ist ein nützlicher Behälter, um lose Räuchermischungen zu räuchern, oder ein geeigneter Platz für Ihr angezündetes Kräuterbündel. In traditionellen indigenen Reinigungsritualen repräsentiert diese Muschel das Element Wasser.

Holzkohle und Kohleanzünder

Verwandeln Sie jede beliebige getrocknete Pflanze mithilfe von Holzkohle und einem Anzünder aus Metall zu losem Räucherwerk. Während manche Pflanzen zu schnell verglühen, sorgt die intensive Hitze der Kohle dafür, dass die meisten Zutaten lange genug entzündet bleiben.

Schnur

Schnüre gibt es in verschiedensten Farben und Stärken. Achten Sie darauf, eine Schnur aus reiner Baumwolle zu wählen, die biologisch abbaubar ist und sich gut verbrennen lässt.

Federstab

Als ein Symbol für das Element Luft verwenden Sie einen großen Federstab aus tiergerechter Herstellung, um den Rauch Ihrer Mischung über Objekte und in Räumen zu verteilen. Zwar können Sie sich einen Standard-Federstab online oder bei Ihrem ortsansässigen Esoterikladen kaufen, Sie können sich aber auch ganz einfach selbst Ihren Stab aus gefundenen Federn aller Sorten machen.

Sprühflasche

Verwenden Sie am besten eine Sprühflasche für 50 oder 100 ml, die Sie in jedem Laden für Handwerksbedarf finden. Für Ihr persönliches Sprühelixier benützen Sie gefiltertes Quellwasser, Hamameliswasser und Ihre bevorzugte Mischung aus ätherischen Ölen.

Pflanzen

Im Zentrum Ihres Reinigungsrituals stehen die von Ihnen sorgfältig ausgewählten Pflanzen. Verwenden Sie getrocknete Blumen, Kräuter, Harze, ätherische Öle und Pulver zur Herstellung Ihrer aromatischen Mischung, die Ihnen für den jeweiligen Anlass dienen soll.

Stößel und Mörser

Dieses Werkzeug eignet sich besonders zur Herstellung von losem Räucherwerk. Mit einem Stößel und Mörser aus Naturstein können Sie Ihre Pflanzen zu feinem Pulver zermahlen.

Streichhölzer

Entzünden Sie Ihre Räuchermischungen mit langen Streichhölzern – sie stehen für das Element Feuer –, die biologisch abbaubar und daher einfach zu entsorgen sind, nachdem sich Ihre Mischung in Asche verwandelt hat.

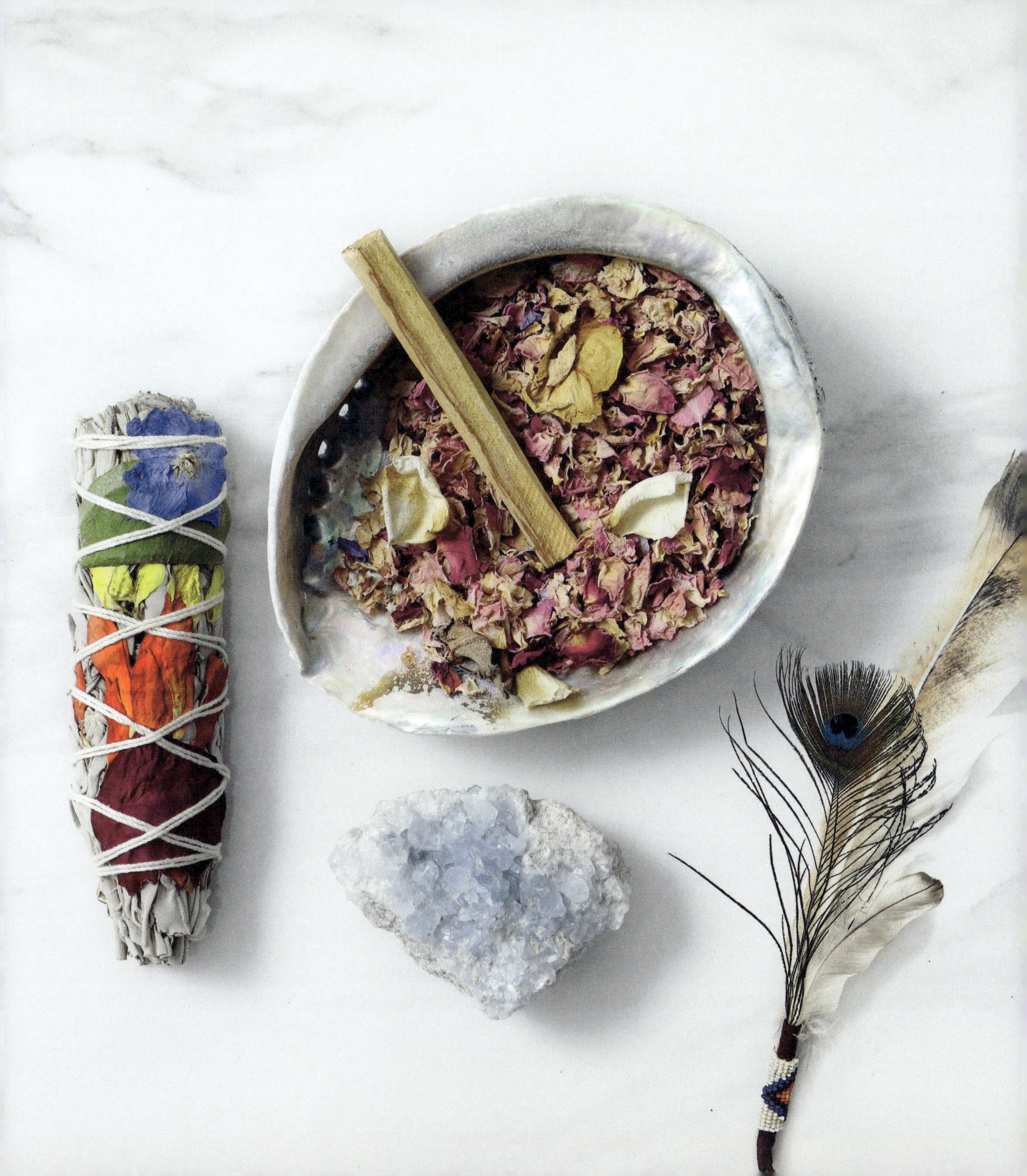

KRÄUTERBÜNDEL

In Form von Räucherbündeln können Sie Ihre Mischungen besonders gut aufbewahren. Sie sehen nicht nur toll aus, sondern können auch mehrmals verwendet werden.

EINSATZGEBIET

Setzen Sie diese Methode bei eher formellen Ritualen und Zeremonien ein oder überreichen Sie ein sorgfältig zusammengebundenes Kräuterbündel als bedeutsames Geschenk.

MATERIAL

- *Schnur*
- *Getrocknete Pflanzen*
- *Federstab*
- *Zündhölzer*
- *Muschelschale oder hitzebeständige Schale*
- *Wasser oder Sand*

Ein Kräuterbündel besteht aus fest zusammengeschnürten Pflanzen, die getrocknet und dann bei einer Meditation oder einem Ritual verbrannt werden. Falls Sie schon einmal in einen Esoterikladen geschaut oder den Begriff »Räucherritual« gegoogelt haben, sind Ihnen dabei wahrscheinlich die traditionellen Bündel aus Weißem Salbei begegnet, wie man sie von den indigenen Kulturen her kennt. Aber es gibt daneben eine Vielzahl anderer Bündel. Während die meisten Kräuterbündel zum größten Teil aus einem Element bestehen – etwa aus Weißem Salbei, Palo Santo, Mariengras oder Wacholderbeere –, können ganz einfach weitere Bestandteile hinzugefügt werden, um sie optisch ansprechender zu gestalten und ihre Bedeutung zu vertiefen. Wenn Sie Ihre eigenen Bündel machen, seien Sie dabei so kreativ wie Sie wollen. Halten Sie es ganz einfach mit nur einer Zutat oder schmücken Sie Ihr Bündel mit anderen Sachen, wie Blumen, Heilsteinen und bunten Schnüren. Es ist zwar nicht notwendig, Ihre Räuchermischung in Form eines Bündels zu schnüren, dies bietet aber den praktischen Vorteil, dass Sie die Mischung mehrmals verwenden können. Wenn Ihr Ritual zu Ende ist, löschen Sie die Spitze Ihres Bündels einfach in einer Schale voll Sand oder mit etwas Wasser und bewahren Sie es für den nächsten Gebrauch auf.

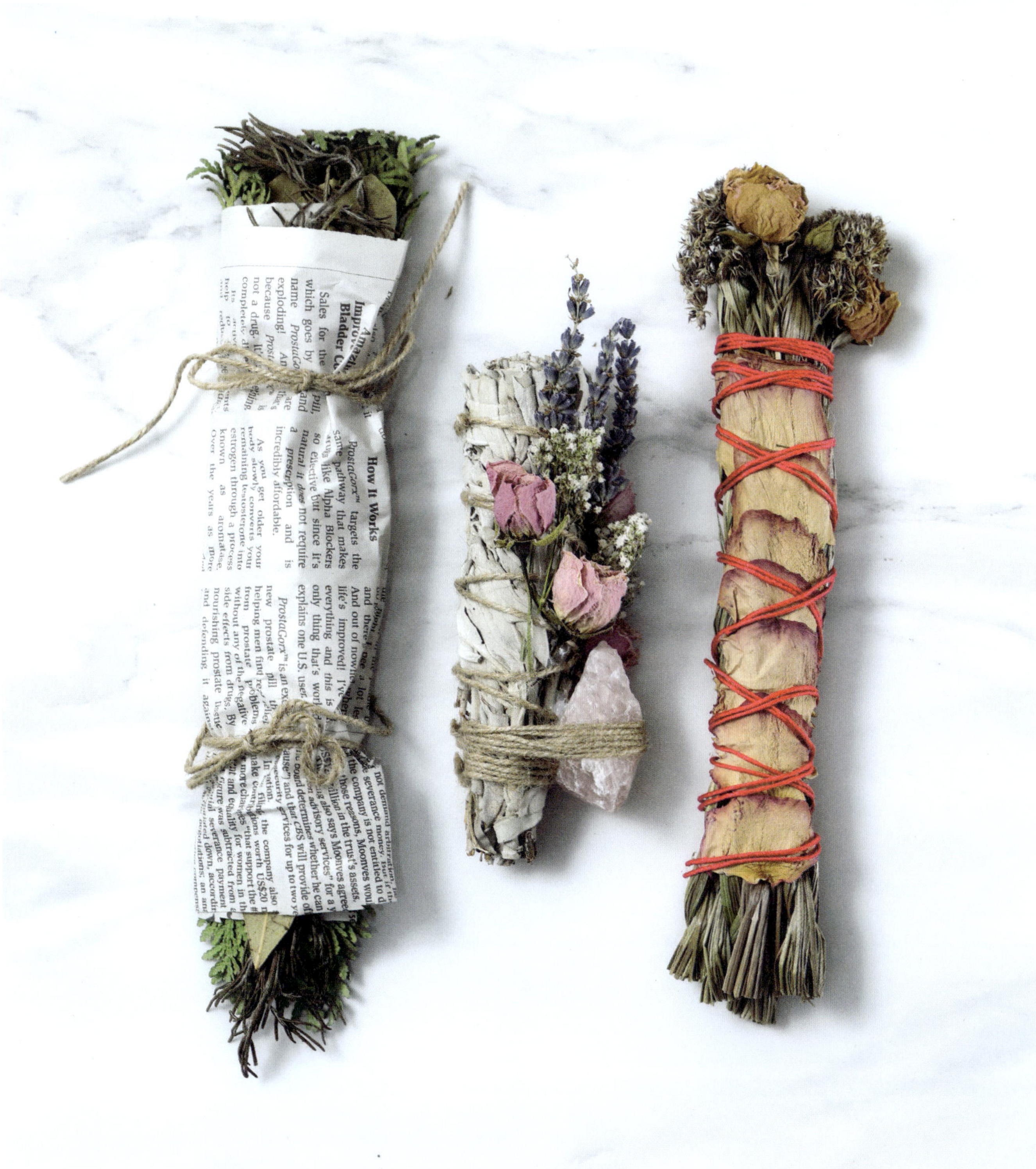
How It Works

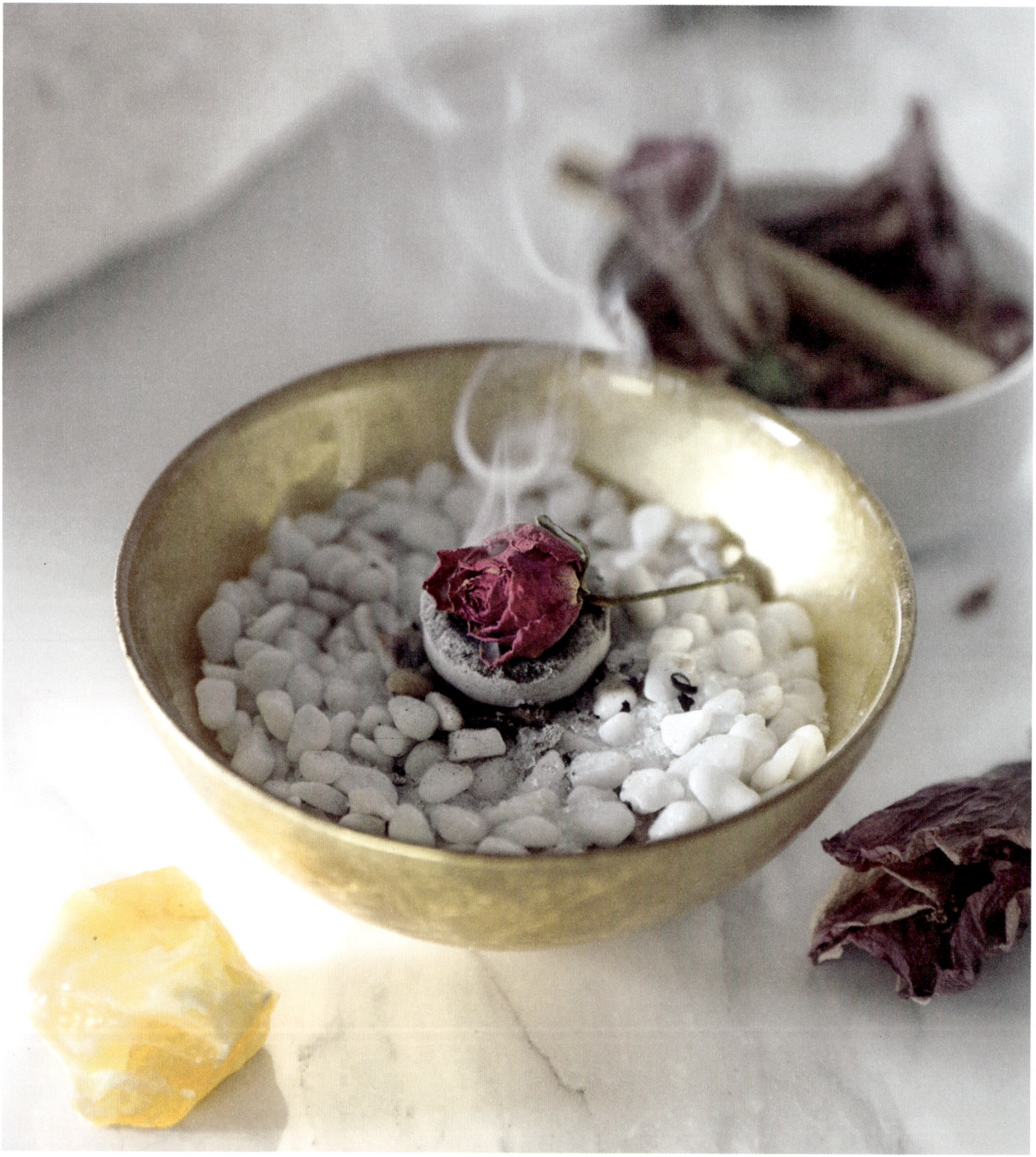

RÄUCHERSCHALE

Eine Räucherschale zusammenzustellen, ist ein praktischer und effektiver Weg, um Ihre Mischungen zu räuchern, da Sie sich dabei das Wickeln und Schnüren sparen.

EINSATZGEBIET

Wenden Sie diese Methode bei Ritualen an, die Sie regelmäßig machen, oder bei Ritualen, die Sie schnell ausführen möchten.

MATERIAL

- *Muschelschale oder hitzebeständige Schale*
- *Pflanzen*
- *Federstab*
- *Sand*

Eine Räucherschale ist einfach nur ein Gefäß, das Sie jederzeit benutzen können, um Ihre Kräuter zu räuchern. Sie können mit jedem Ihrer Bündel eine aromatische Räucherschale zaubern, einfach indem Sie den Stick in ein hitzebeständiges Gefäß legen. Viele der beim energetischen Reinigen am häufigsten eingesetzten Mittel, wie etwa Weißer Salbei, Mariengras und Palo Santo, brennen schön, wenn man sie in eine Schüssel oder Muschelschale legt. Räucherschalen ermöglichen es uns, sparsam mit den verschiedenen Bestandteilen umzugehen, indem man nur jeweils kleine Mengen räuchert. Das macht es einfach, unterschiedliche Kombinationen der Bestandteile zu testen und zu modifizieren.

Sollten Sie das Gefühl haben, dass Ihre Pflanzen nicht lange genug brennen, können Sie auch Holzkohle einsetzen. Füllen Sie einfach eine hitzebeständige Metallschale zumindest fünf Zentimeter hoch mit Sand an platzieren Sie die Holzkohle in ihrer Mitte und entzünden Sie sie dann. Sobald die Holzkohle glüht, streuen Sie eine kleine Menge Kräuter darauf; die extreme Hitze wird sie brennen lassen, bis sie zu Asche werden.

Ihre Mischungen in einer Schale zu räuchern ist wahrscheinlich die schnellste und einfachste Form der energetischen Reinigung. Wenn Sie damit fertig sind, übergießen Sie die Bestandteile mit Wasser und entsorgen die Asche.

SPRAYMISCHUNG

Eine von den heilenden Eigenschaften der Aromatherapie inspirierte Spraymischung kann als eine rauchfreie Alternative zum Räuchern eingesetzt werden.

EINSATZGEBIET

Wenden Sie diese Methode stets an, wenn Sie beim Reinigen den Rauchgeruch vermeiden wollen. Packen Sie den Spray einfach in Ihre Handtasche für unterwegs oder besprühen Sie damit ein wenig Ihr Kopfkissen, bevor Sie sich schlafen legen.

MATERIAL

- *Ätherische Öle*
- *Sprühflasche*
- *Gefiltertes Quellwasser*
- *Hamameliswasser*

Bei einer Spraymischung können Sie die Vorteile der Aromatherapie nutzen und sich Ihre bevorzugte Kombination aus ätherischen Ölen zusammenstellen. Das ist die perfekte Reinigungsmethode für unterwegs. Geben Sie einfach ein paar wenige Tropfen von ätherischen Ölen zusammen mit Hamameliswasser und gefiltertem Quellwasser in eine kleine Sprühflasche, um einen wundervoll duftenden Spray zu haben, der Ihren Geist reinigt und Ihnen ein gutes Gefühl gibt.

Als allgemeine Regel kann gelten, dass man in eine 50-ml-Sprühflasche 15-25 Tropfen ätherische Öle und zwei Esslöffel Hamameliswasser geben kann. Das aus der Zaubernuss gewonnene Hamameliswasser dient der Desinfektion. Der Rest der Sprühflasche wird mit Wasser aufgefüllt. Erfahrungsgemäß funktioniert eine Mischung aus zwei bis vier verschiedenen Ölen am besten, wobei der Anteil von ein oder zwei Ölen dominanter sein sollte.

Es bereitet viel Freude, sich Zeit zu nehmen und herumzuexperimentieren, bis man seine persönlichen Spraymischungen gefunden hat. Sie werden sehen, dass das Kombinieren von Düften eine sehr individuelle Angelegenheit ist. Obwohl Sie im Internet und in diesem Buch eine Vielzahl von Rezepten finden werden, sind nur Sie selbst in der Lage, jene perfekte Mischung zu bestimmen, die Ihren eigenen Bedürfnissen und Absichten entspricht. Lassen Sie sich Zeit, verschiedene Kombinationen aus ätherischen Ölen auszuprobieren, und beobachten Sie, welche Gefühle sie in Ihnen wecken.

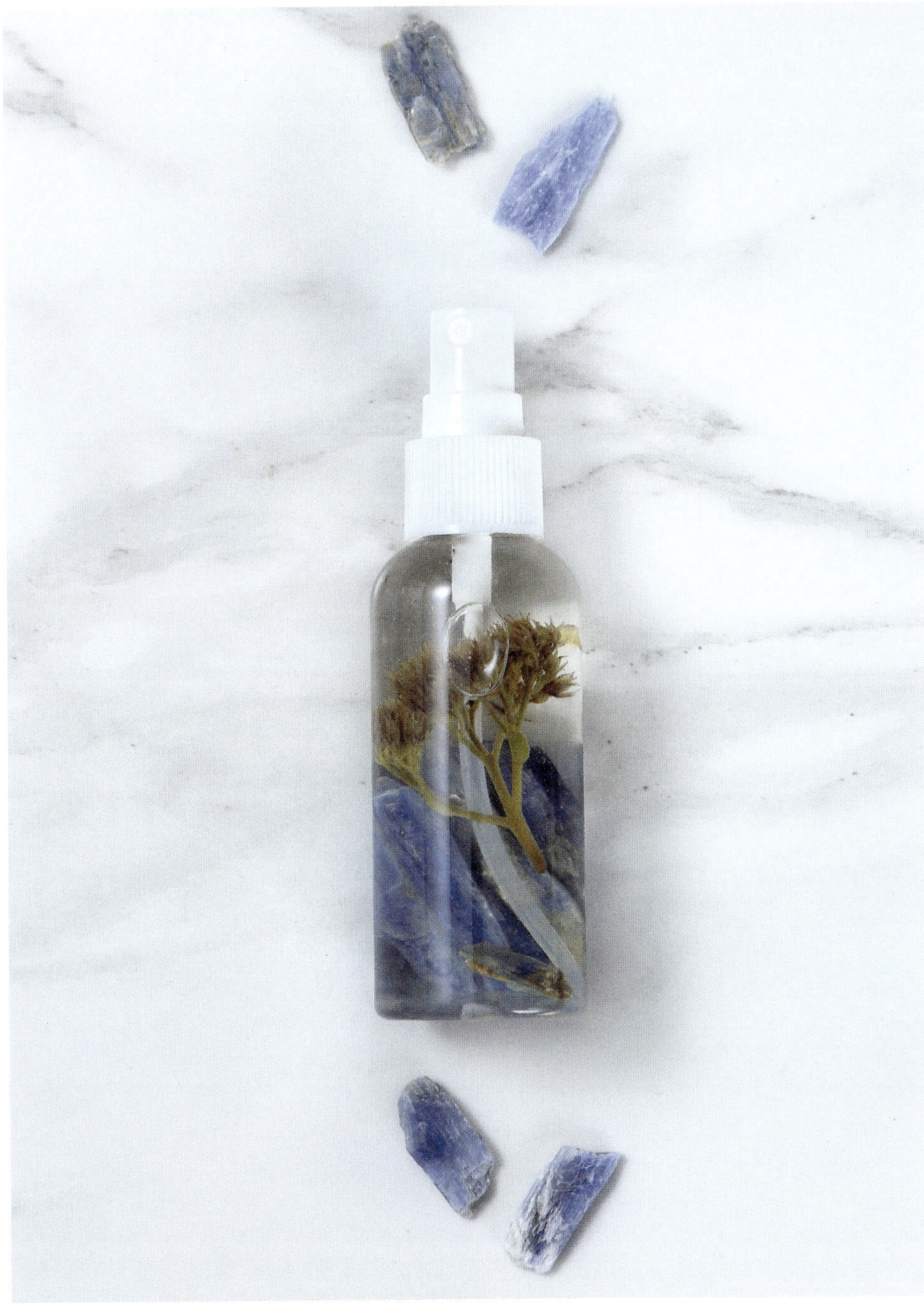

RÄUCHERWERK

Ob in Form von Stäbchen, Kegeln, Harzen oder Pulver, Räucherwerk zu verwenden ist eine weitere einfache Methode, um Ihren Raum von blockierten Energien zu reinigen.

Räucherwerk ist eine saubere und einfache Alternative gegenüber dem Räuchern ganzer Kräuter. Räucherwerk ist nicht nur in den verschiedensten Formen in fast jedem Esoterikladen erhältlich, sondern es glüht eigenständig vor sich hin und hinterlässt auch wenige Überreste. Man kann es daher sehr gut für das kontinuierliche Reinigen von blockierten Energien oder als Unterstützung beim Meditieren einsetzen.

Einer der wichtigsten Punkte beim Räucherwerk ist seine Qualität. Bitte beachten Sie, dass Räucherwerk, das starke Düfte und Füllmaterial enthält, Kopfschmerzen hervorrufen kann und dadurch mehr schadet als hilft. Daher ist es am besten, sich an einen vertrauenswürdigen Anbieter zu wenden, der Ihnen genau sagen kann, was das Produkt enthält, um sicherzugehen, dass das Räucherwerk zur Gänze aus pflanzlichen Zutaten besteht.

Eine andere todsichere Methode, die Qualität Ihres Räucherwerks sicherzustellen, besteht darin, es selbst zu machen. Räucherkegel sind überraschend leicht herzustellen. Zermahlen Sie einfach Ihre getrockneten Kräuter mit einem Mörser und Stößel zu feinem Pulver. Mischen Sie etwas Makkopulver – es sorgt dafür, dass Ihre Mischung weiterglüht – und eine kleine Menge Wasser mit einer Pipette dazu. Sobald Ihre Mischung zu einer weichen Paste geworden ist, füllen Sie sie in einen Spritzbeutel, um Ihr Räucherwerk zu formen. Verwenden Sie einen dünnen Gegenstand, wie etwa ein Stück Draht, um es zu entfernen. Lassen Sie Ihre Räucherkegel 24 Stunden trocknen und wenden Sie sie einmal, um sicherzugehen, dass sie komplett getrocknet sind. Wenn sie fertig sind, entzünden Sie sie einfach; sobald eine Flamme entsteht, blasen Sie sie sanft aus. Sie können Ihre Räucherkegel in einer kleinen, hitzebeständigen Schale voll Sand glühen lassen.

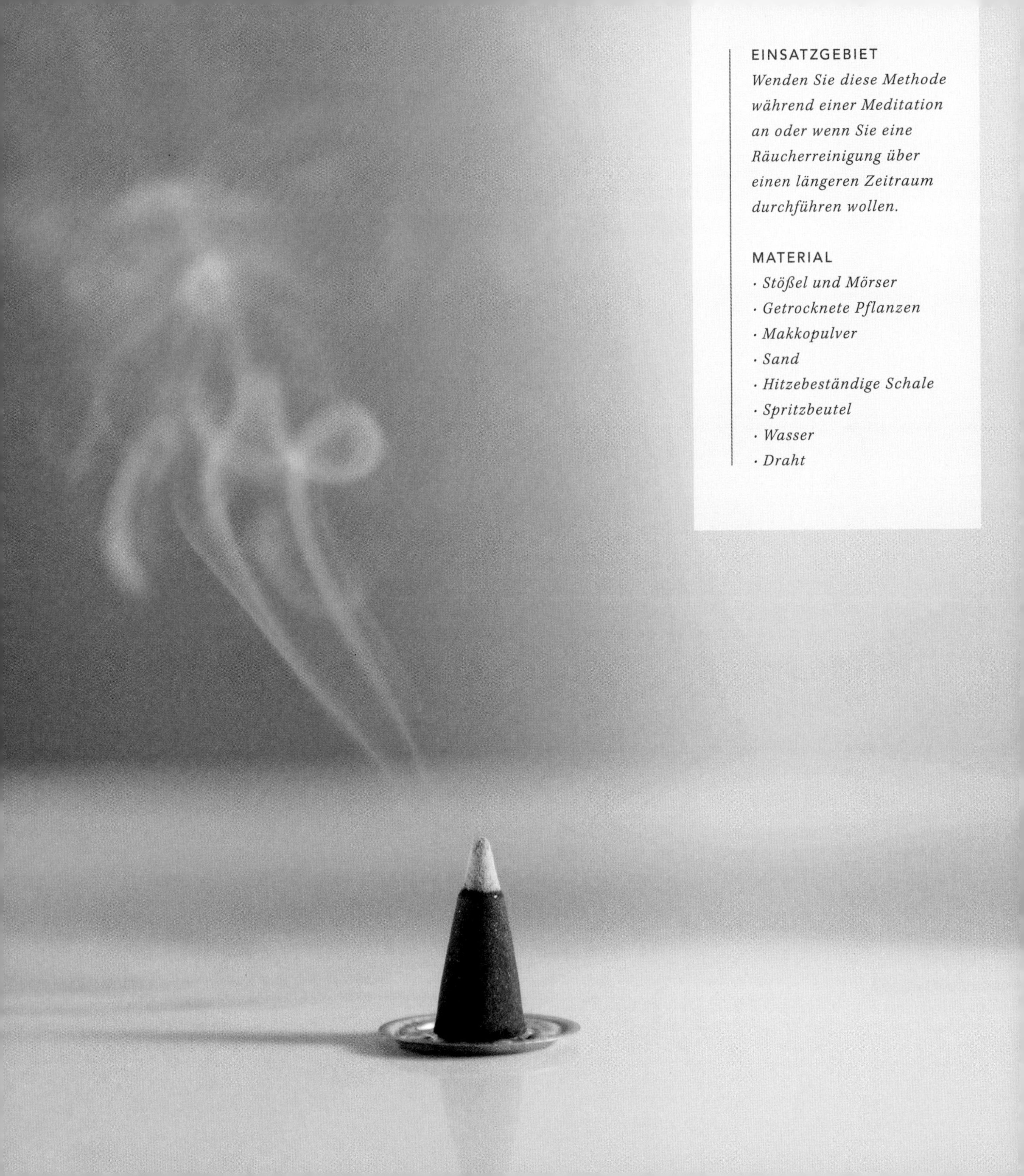

EINSATZGEBIET

Wenden Sie diese Methode während einer Meditation an oder wenn Sie eine Räucherreinigung über einen längeren Zeitraum durchführen wollen.

MATERIAL

- *Stößel und Mörser*
- *Getrocknete Pflanzen*
- *Makkopulver*
- *Sand*
- *Hitzebeständige Schale*
- *Spritzbeutel*
- *Wasser*
- *Draht*

ENERGETISCHES REINIGEN MIT HEILSTEINEN

Heilsteine können eine wirkungsvolle Ergänzung für Ihr Reinigungsset sein, da sie die einzigartige Fähigkeit besitzen, Ihre positiven Wünsche und Absichten zu speichern, lange nachdem Ihr Ritual stattgefunden hat. Im Folgenden erhalten Sie eine einfache Schritt-für-Schritt-Anleitung, wie Sie Heilsteine in Ihre Anwendungen einbeziehen können.

1 | Wählen Sie einen Heilstein aus, welcher der Absicht des Rituals entspricht. Bei jedem darauf spezialisierten Anbieter finden Sie zahllose Kristalle in verschiedensten Farben, Formen und Größen. Achten Sie bei Ihrer Wahl darauf, dass der Stein die Energie in sich trägt, die Sie anziehen möchten. Wenn Sie beispielsweise ein Ritual zum Thema Liebe machen möchten, empfiehlt es sich, Rosenquarz, den Stein der bedingungslosen Liebe, zu wählen. Wenn Sie Erfolg anziehen möchten, können Sie Zitrin oder Pyrit verwenden, die Steine für Durchhaltevermögen und Wohlstand.

2 | Versuchen Sie, Ihren Heilstein direkt in Ihre Räuchermischung oder in deren Nähe zu platzieren. Dadurch wird er mit seiner Energie nicht nur die Mischung anreichern, sondern er stellt auch eine besondere visuelle Komponente dar. Wenn Sie mit einem Kräuterbündel arbeiten, binden Sie einen Kristall mit einer dünnen Schnur oder einem Faden an das Ende, das nicht angezündet wird. Bei losen Mischungen legen Sie einen Heilstein mit in die Muschelschale. (Bitte beachten Sie: Der Stein kann dabei sehr heiß werden.) Bei flüssigen Mischungen geben Sie den Heilstein einfach in die Flasche hinzu, damit er seine Energie ergänzend entfalten kann.

3 | Beziehen Sie den Heilstein in Ihre Meditation als Teil des Rituals mit ein. Halten Sie ihn einfach in Ihren Händen oder legen Sie ihn auf eine Körperstelle, die Ihnen angenehm ist, wie etwa Ihre Brust oder Stirn. Schließen Sie Ihre Augen und schwingen Sie sich auf die Energie des Kristalls ein.

4 | Behalten Sie den Heilstein während und nach dem Ritual in Ihrer Nähe. Platzieren Sie ihn in Ihrem Blickfeld, stecken Sie ihn in Ihre Hosentasche oder unter Ihren Polster. Dadurch werden Sie an die positiven Absichten Ihres Rituals erinnert.

Verschiedene Heilsteine

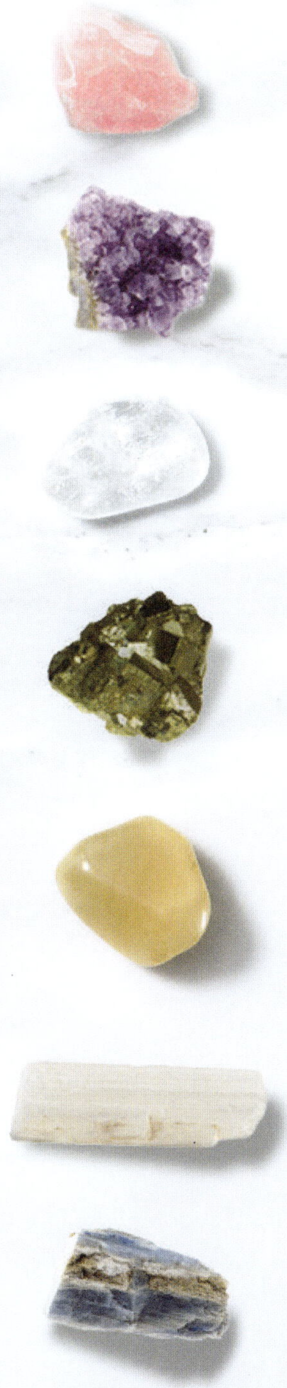

ROSENQUARZ

Der weiche, rosafarbene Rosenquarz ist weithin als Stein der bedingungslosen Liebe bekannt und besonders bei Ritualen zum Thema Freundschaft und romantische Liebe hilfreich. Platzieren Sie ihn nach dem Ritual in einem häufig aufgesuchten Zimmer, um eine friedliche und harmonische Atmosphäre zu schaffen, oder stecken Sie ihn unter Ihr Bettkissen, um alle Arten der Liebe anzuziehen.

AMETHYST

Als guter Allzweck-Edelstein wird Ihnen diese violette Schönheit bei jedem Einsatz zur Seite stehen. Besonders hilfreich ist er bei Ritualen für die geistige, körperliche und seelische Gesundheit. Lassen Sie ihn Ihre spirituelle Weisheit vertiefen und fördern.

BERGKRISTALL

Als extrem vielseitiger Energiereiniger und -verstärker besitzt der Bergkristall die einzigartige Eigenschaft, alle Wünsche und Absichten in sich aufzunehmen. Programmieren Sie diesen Edelstein darauf, Ihnen dabei zu helfen, das von Ihnen gewünschte Resultat zu erzielen.

PYRIT

Der Pyrit bietet Ihnen die Energie des Feuers und erfüllt Ihren Arbeitsplatz mit positiver Energie. Greifen Sie nach dieser goldenen Schönheit, um Rituale für Erfolg, Selbstvertrauen und positive Energie zu fördern.

ZITRIN

Der Zitrin ist bekannt dafür, die Energie der Sonne in sich zu tragen, und verfügt über große reinigende und regenerierende Kräfte. Verwenden Sie ihn bei Ritualen für Gesundheit, Reichtum und Erfolg. Wenn Sie diesen gelben Stein in der hintersten linken Ecke Ihres Zuhauses (ausgehend von der Eingangstür) platzieren, soll er Wohlstand anziehen.

SELENIT

Einer der am häufigsten verwendeten Heilsteine für die Reinigung von Räumen. Setzen Sie diesen weißgrauen Kristall ein, um sich auf körperlicher Ebene zu schützen und sich mit der Sphäre der Engel zu verbinden.

KYANIT

Diesem blaugrauen Gestein wird nachgesagt, augenblicklich die Chakras in Einklang zu bringen. Binden Sie ihn in Rituale ein, die eine Neuausrichtung, Entgiftung und Verjüngung zum Ziel haben. Meditieren Sie mit diesem Stein, um das Gefühl des inneren Friedens und der Harmonie zu fördern.

KAPITEL

2

PFLANZEN ZUM RÄUCHERN

Während Sie immer tiefer in die Welt des energetischen Reinigens eintauchen, werden Sie feststellen, dass es buchstäblich Tausende von verschiedenen Pflanzen gibt, die Sie für Ihre Mischungen verwenden können. In diesem Kapitel werfen wir einen genaueren Blick auf einige der nützlichsten und vielseitigsten Pflanzen – ausgehend sowohl von ihrem angenehmen Geruch als auch ihren mächtigen metaphysischen Eigenschaften.

APFEL

Liebe · Schönheit · Weisheit

Einfach und leicht in jedem Lebensmittelgeschäft oder Supermarkt erhältlich, ist der Apfel eine der verbreitetsten Früchte, die in Europa und Nordamerika gegessen werden. Dies soll jedoch nicht darüber hinwegtäuschen, dass etwas ganz besonderes in ihm steckt, sowohl metaphorisch als auch metaphysisch. Diese süße Frucht taucht seit Tausenden von Jahren in den verschiedensten Sagen und Märchen auf, wo sie mit Liebe, Schönheit, Treue, Heirat und dem Jenseits in Verbindung gebracht wird. Um einen Apfel für das Räuchern verwenden zu können, trocknen Sie ihn einfach in Scheiben an der Sonne.

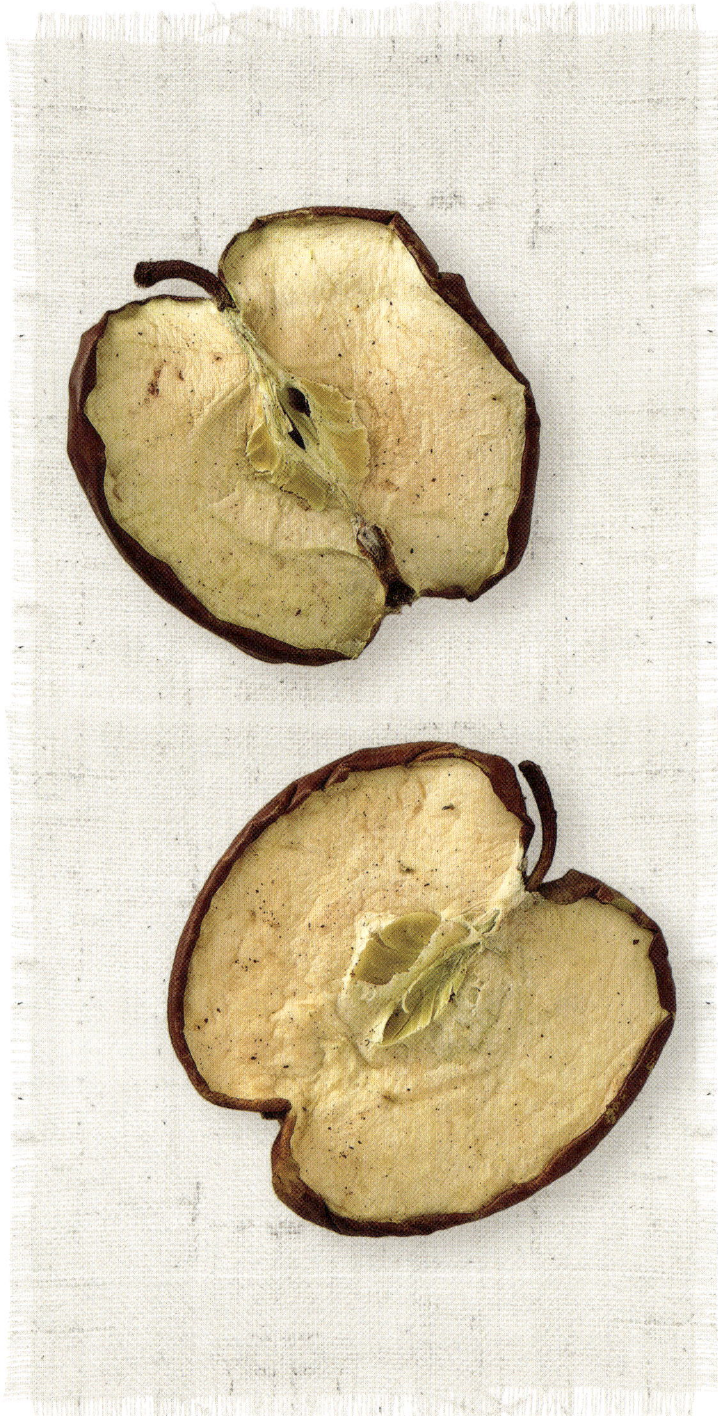

PASST GUT ZU

Zimt, Palo Santo, Vanille

KAMILLE

Frieden · Reinigung · Schutz

Die Kamille ist vor allem für ihre beruhigende Wirkung in Form von Tees, Tinkturen und Medikamenten bekannt. Bei den alten Ägyptern wurde sie so verehrt, dass sie den Göttern dargeboten wurde. Sie ähnelt vom Aussehen dem Gänseblümchen und wird dem Element Wasser zugerechnet, weshalb sie besonders zu Zwecken der Reinigung nützlich ist. Verwenden Sie Kamille bei Ritualen zum Stressabbau und für mehr Schlaf, da sie dafür bekannt ist, Frieden und Ruhe zu fördern. Ihr apfelähnlicher Duft ist heiter und frisch, was sie zu einer wirksamen Helferin bei der Behandlung von Depressionen und Ängsten macht.

PASST GUT ZU

Lavendel, Rose, Zitrone

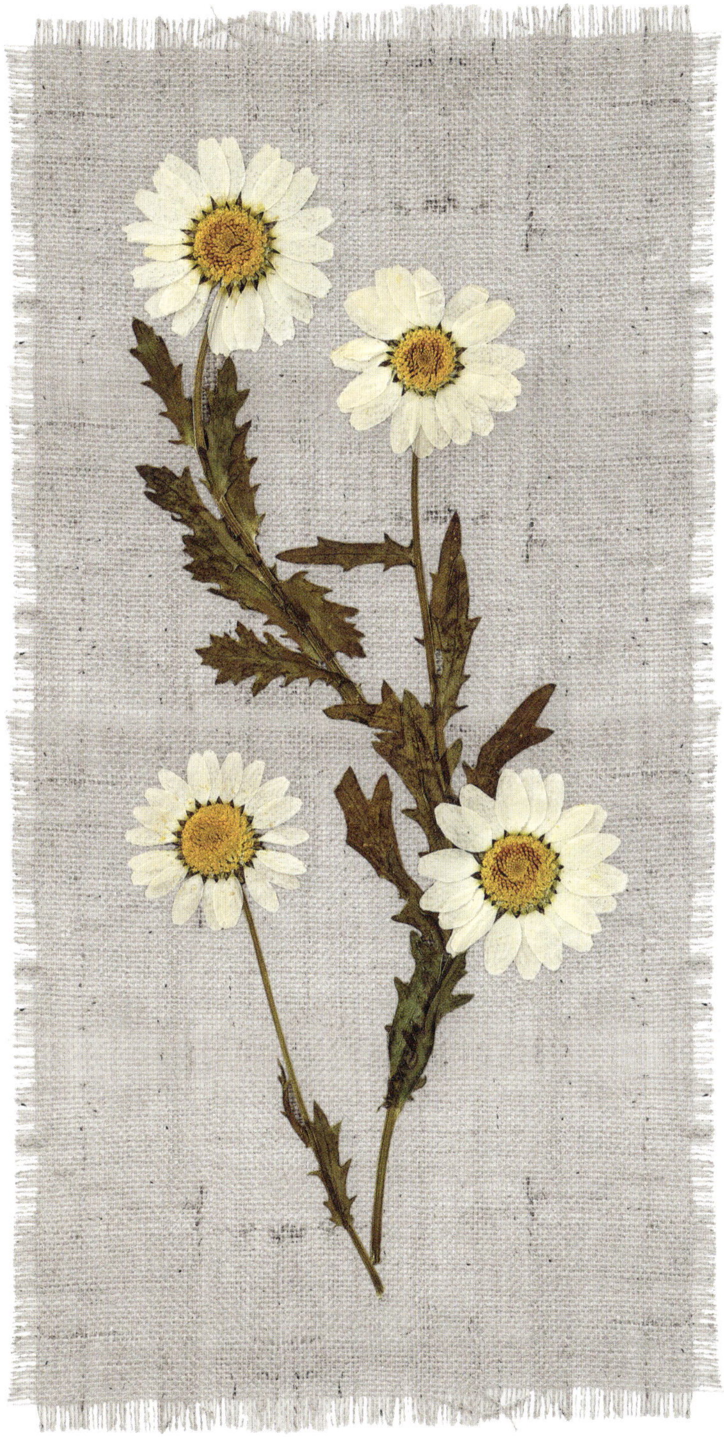

LOTUS

Wiedergeburt · Tapferkeit · Göttlichkeit

Der Lotus wird heute im Bereich der Spiritualität als eine der heiligsten Blumen betrachtet und war ein wichtiges Symbol in alten östlichen Kulturen. Um die symbolische Bedeutung dieser verehrten Blume zu verstehen, muss man ihren außergewöhnlichen Lebenszyklus betrachten. Seine Wurzeln reichen tief in den schlammigen Grund unterhalb des Wassers und jede Nacht taucht der Lotus ein in den trüben Fluss, um am nächsten Morgen auf wundersame Weise wieder aufzutauchen mit seinen makellosen Blütenblättern frei von jeglichen Rückständen. Er ist ein Symbol der Kraft, Göttlichkeit und Auferstehung. Fügen Sie Blütenblätter dieser Blume hinzu, wenn Sie mit Ihren Ritualen Mut, Weisheit und unerschütterliche Stärke wecken wollen.

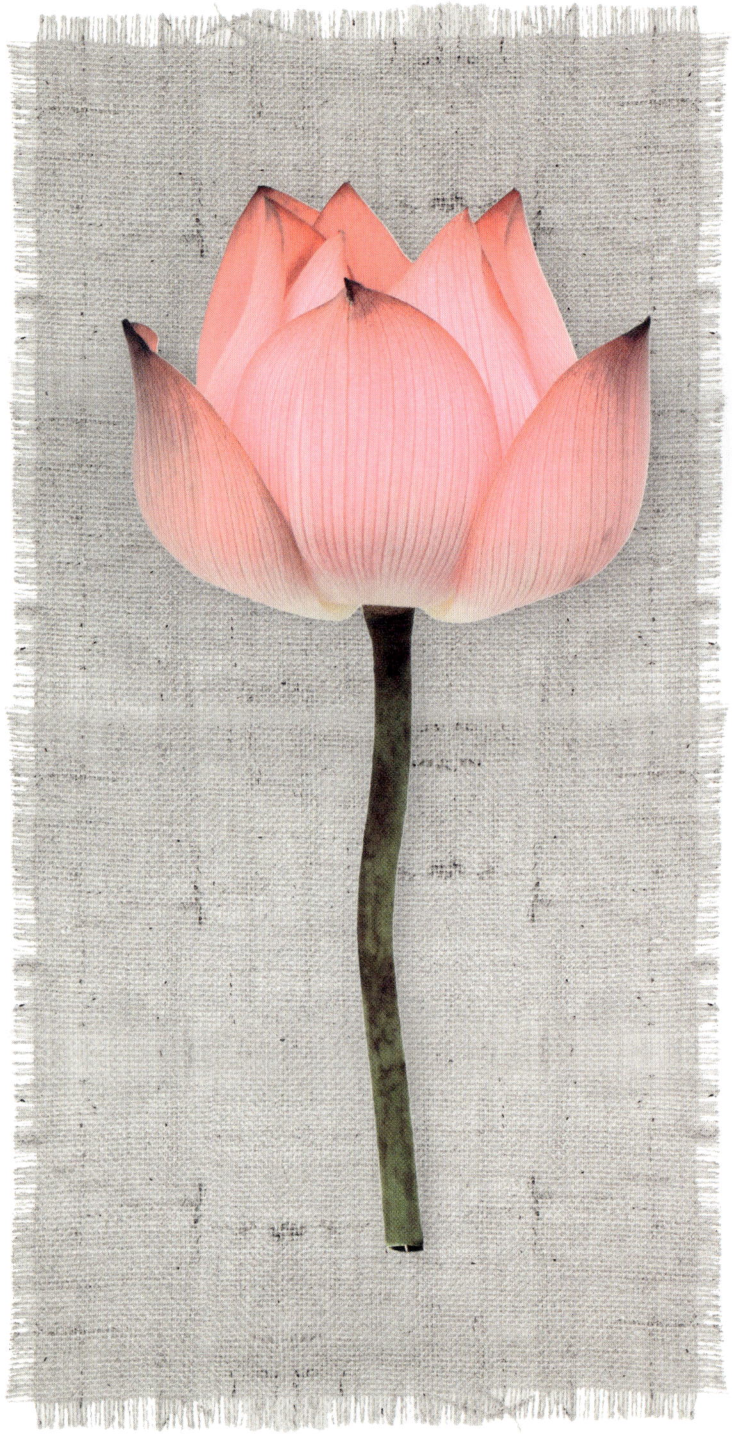

PASST GUT ZU

Bergamotte, Nelke, Jasmin

BASILIKUM

Gesundheit · Glück · Schutz

Weithin bekannt als Gewürzpflanze für die Küche, ist dieses Mitglied der Familie der Lippenblütler eine leicht erhältliche Zutat für Reinigungen und besticht durch seine Vielseitigkeit. Basilikum verströmt eine sehr positive und aufbauende Energie. Diese vielblättrige Pflanze bietet ein reiches und würziges Aroma, das bekannt dafür ist, die Sinne zu wecken und einen glücklichen Gemütszustand zu fördern. Im antiken Griechenland glaubte man, dass dieses wundervolle Allzweck-Kraut das Wohlbefinden der Familie schütze, wenn man es im Haus hielt. Verwenden Sie getrocknete Basilikumblätter, wenn Sie bei einem Ritual Wohlstand, Gesundheit, Liebe, Schutz und Wohlbefinden auf allen Ebenen fördern möchten.

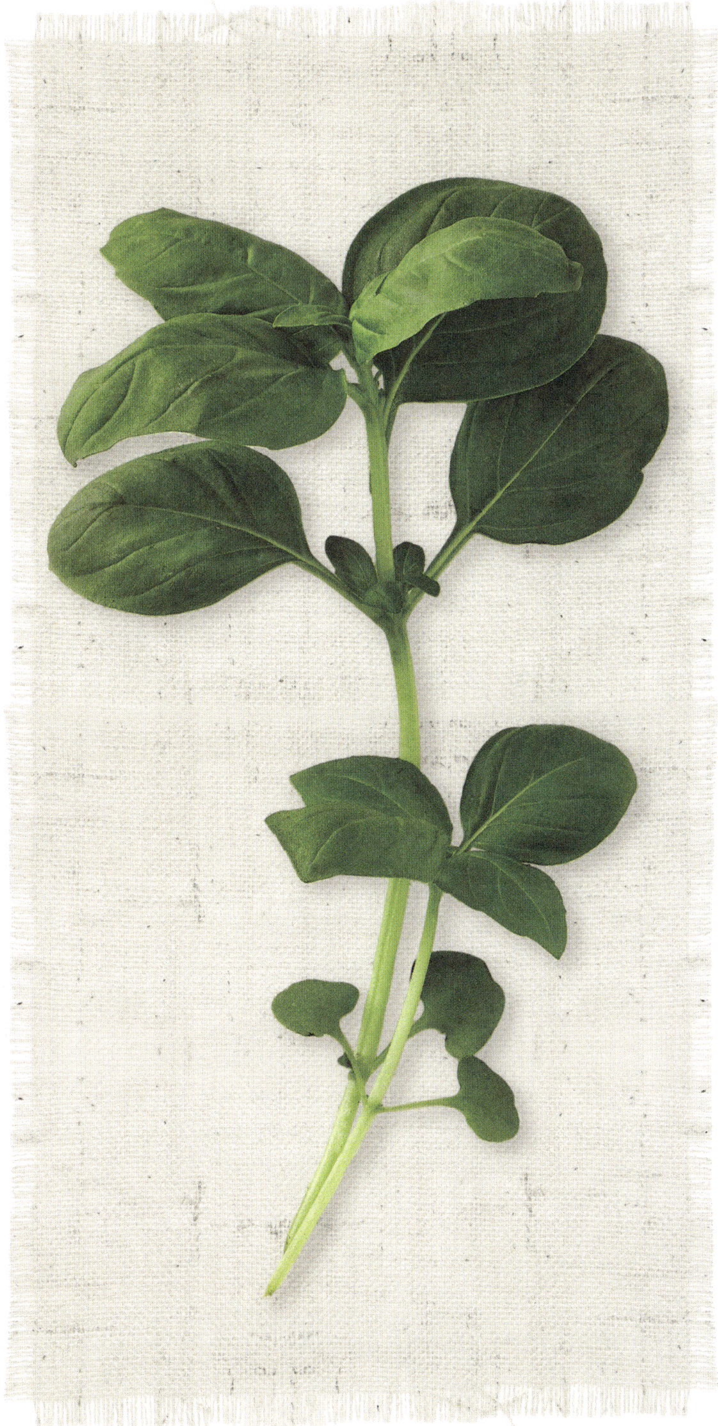

PASST GUT ZU

Grapefruit, Bergamotte, Zedernholz

KLEE

Glaube · Hoffnung · Wohlstand

Obwohl das vierblättrige Kleeblatt als Glücksbringer am bekanntesten ist, wachsen die herzförmigen Blätter dieser Pflanze normalerweise in Dreiergruppen. Verwenden Sie Klee, wenn Sie Glück, Erfolg und das Schicksal auf Ihrer Seite haben wollen. Darüber hinaus hilft seine Verbindung mit dem Element Luft dabei, Verstand und Herz in Balance zu bringen. Beziehen Sie Klee bei Ritualen zur Heilung emotionaler Wunden und zur Wiederherstellung des Gleichgewichts ein. Sein Duft ist leicht und unaufdringlich, ähnlich wie jener von frisch geschnittenem Gras, weshalb er sich bei einer großen Palette von Mischungen einfach einfügen lässt.

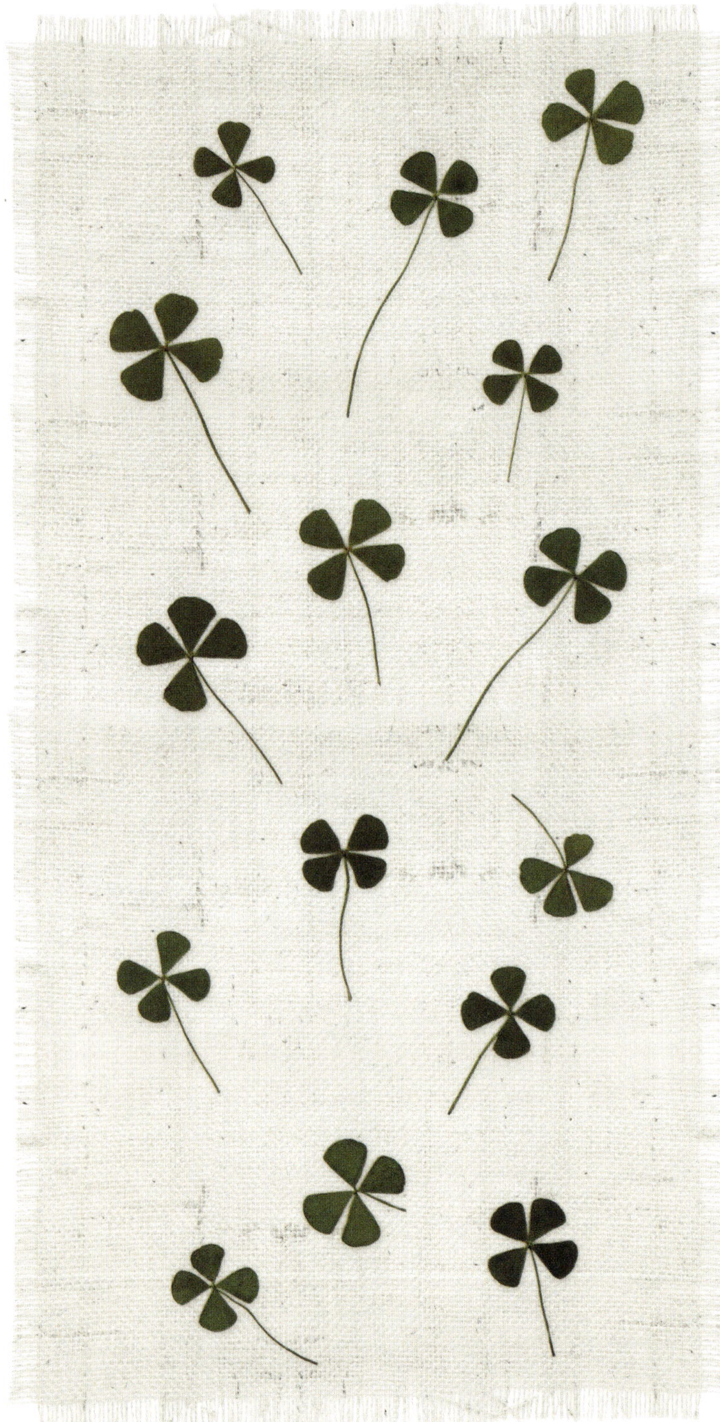

PASST GUT ZU

Pfefferminze, Vanille, Lavendel

ZITRONE

Reinigung · Schutz · Energieschub

Die erfrischende und verjüngende Zitrone hat eine stark reinigende und entgiftende Wirkung. Greifen Sie zu dieser spritzigen Frucht, um sich von unerwünschten Energien zu befreien und vollkommene geistige und körperliche Harmonie anzuregen. Fügen Sie Ihrer Mischung getrocknete Zitronenschalen oder ätherisches Zitronenöl hinzu, wenn Sie Stress abbauen, Ihre Stimmung aufhellen oder ein energetisches Stärkungsmittel kreieren möchten. Die Zitrone ist auch als mächtiger Beschützer vor niederen Energien bekannt, was sie zu einer naheliegenden Zutat bei Schutzritualen macht.

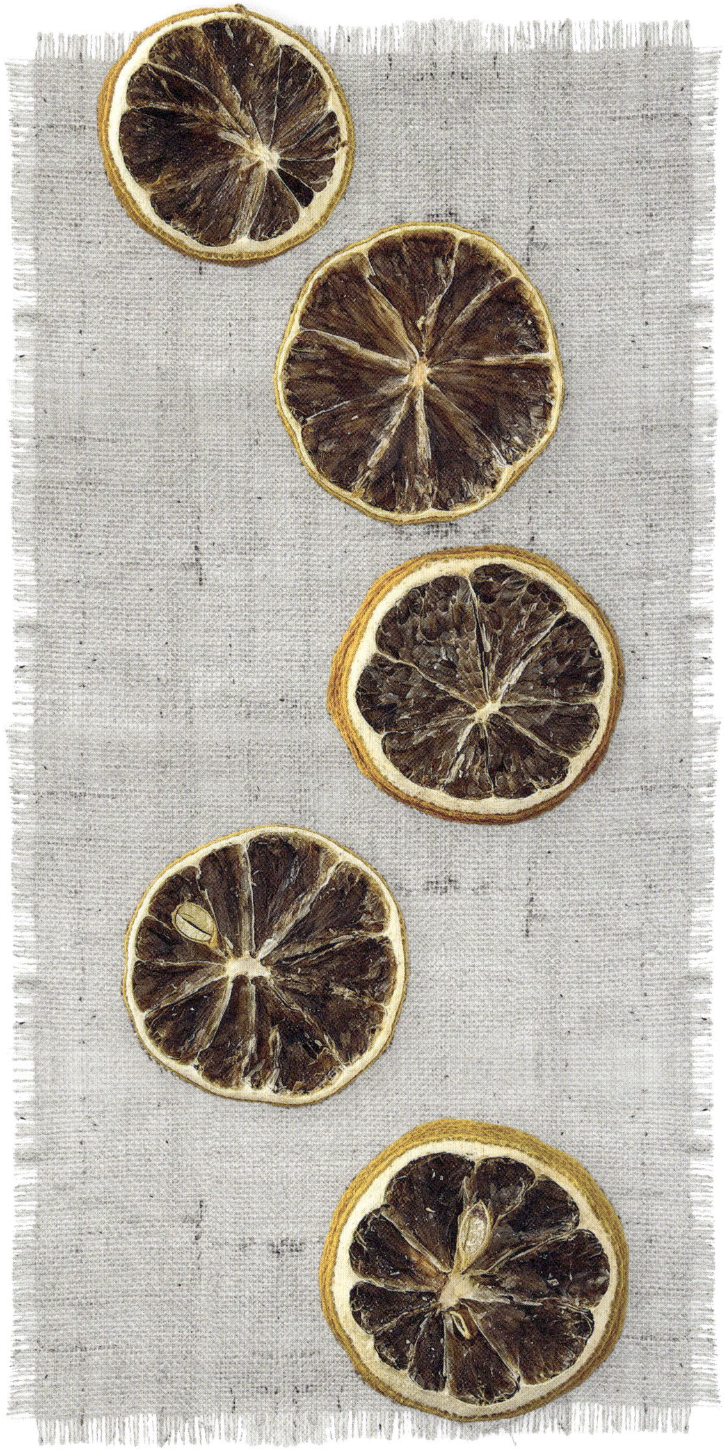

PASST GUT ZU

Pfefferminze, Rosmarin, Kiefer

ROSMARIN

Fokussierung · Geistige Klarheit · Gesundheit

Weithin bekannt als Küchenkraut, wurde diesem immergrünen Strauch aus der Familie der Lippenblütler in alten Zeiten die Eigenschaft zugesprochen, das Gedächtnis zu stärken. Rosmarin wird mit Loyalität, Freundschaft und Erinnerung verbunden. Tatsächlich wurde er zu einem beliebten Symbol für Treue und als solches oft in einen Kranz gesteckt, der von der Braut am Hochzeitstag getragen wurde. Als Bestandteil Ihrer Mischung vermag diese Pflanze sowohl die körperliche Gesundheit als auch die geistige Aufmerksamkeit zu fördern. Setzen Sie Rosmarin ein, wenn Sie Ihre Sinne wachrütteln, Ihren Geist stärken oder einfach einen körperlichen Energieschub auslösen wollen.

PASST GUT ZU

Ingwer, Wacholder, Salbei

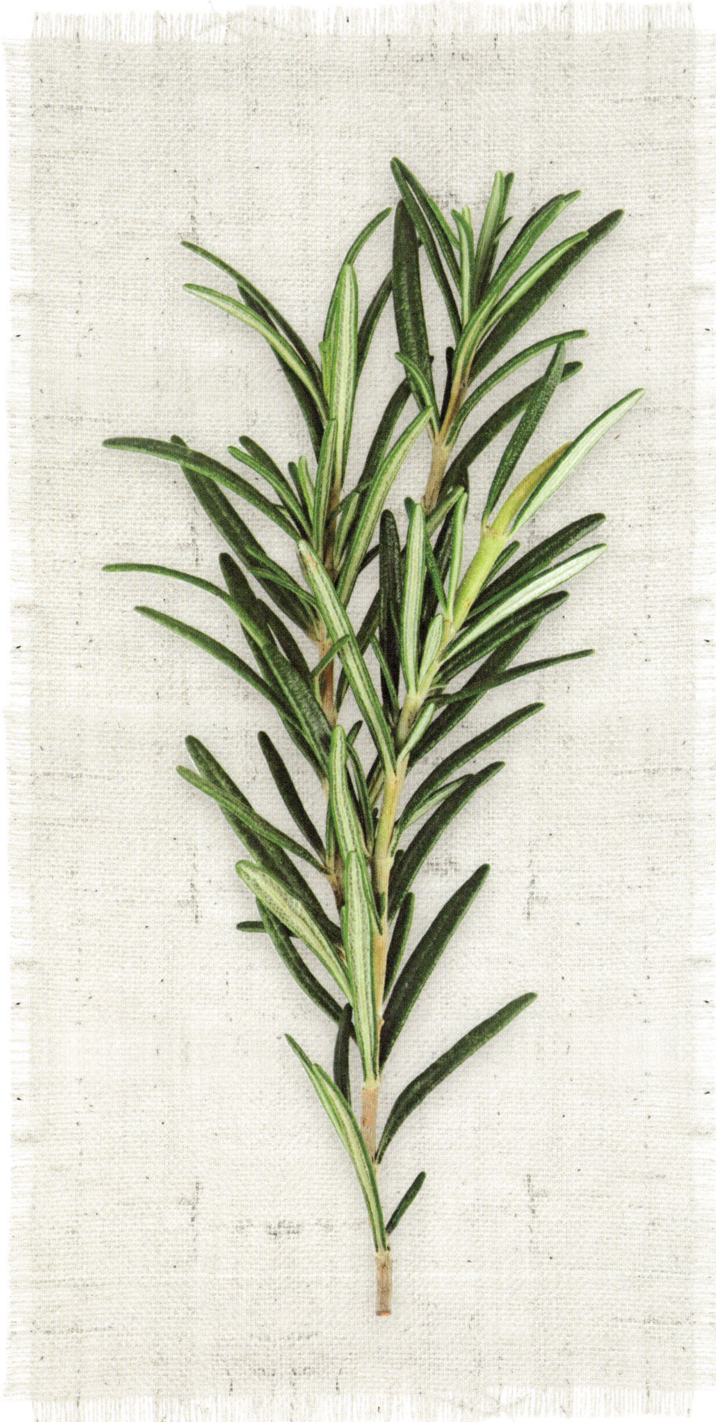

ZIMT

Liebe · Erfolg · Wohlstand

Das Zimtaroma ist uns als Backzutat von einigen der leckersten Süßspeisen bestens bekannt und wird dafür sorgen, dass Ihre Räuchermischung ein ähnliches Wohlgefühl in Ihnen weckt. Beim Zimt handelt es sich um eine Baumrinde, die sich beim Trocknen zu Stangen zusammenrollt, und in tropischen Ländern wie Sri Lanka, Brasilien und Indien geerntet wird. Greifen Sie zu diesem beliebten Gewürz, wenn Sie für Liebe, Glück und Vollendung sorgen wollen. Zimt wird den Elementen Feuer und Erde zugerechnet, welche die Energie des Fortschritts entfachen können. Verwenden Sie ihn in Form von Räucherwerk in einem Krankenzimmer, um den Raum von niederen Energien zu reinigen und eine schnelle Genesung zu unterstützen.

PASST GUT ZU

Nelke, Orange, Ingwer

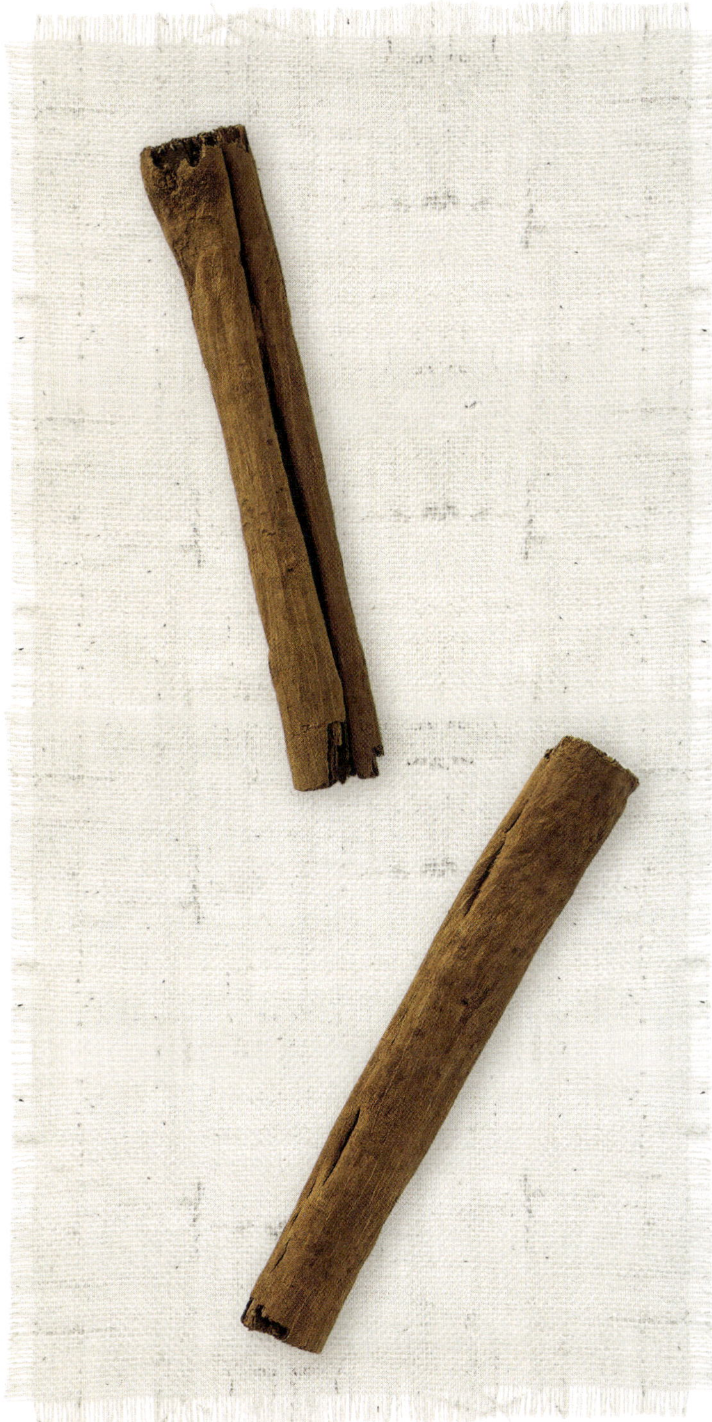

LAVENDEL

Liebe · Entspannung · Gelassenheit

Diese schöne violette Blume ist eine wunderbare Ergänzung für fast jedes Kräuterbündel und kann für die verschiedensten Heilzwecke eingesetzt werden. Am besten bekannt ist diese wirkungsvolle Pflanze für ihre beruhigende Wirkung, weswegen sie bei keinem Ritual für Schlaf oder Entspannung fehlen sollte. Lavendel kann auch verwendet werden, um Liebe, Glück und Gesundheit anzuziehen. Sie können auch Ihr Kräuterbündel mit getrockneten Lavendelblüten schmücken, um Schutz, Wohlergehen und Lebensfreude zu fördern.

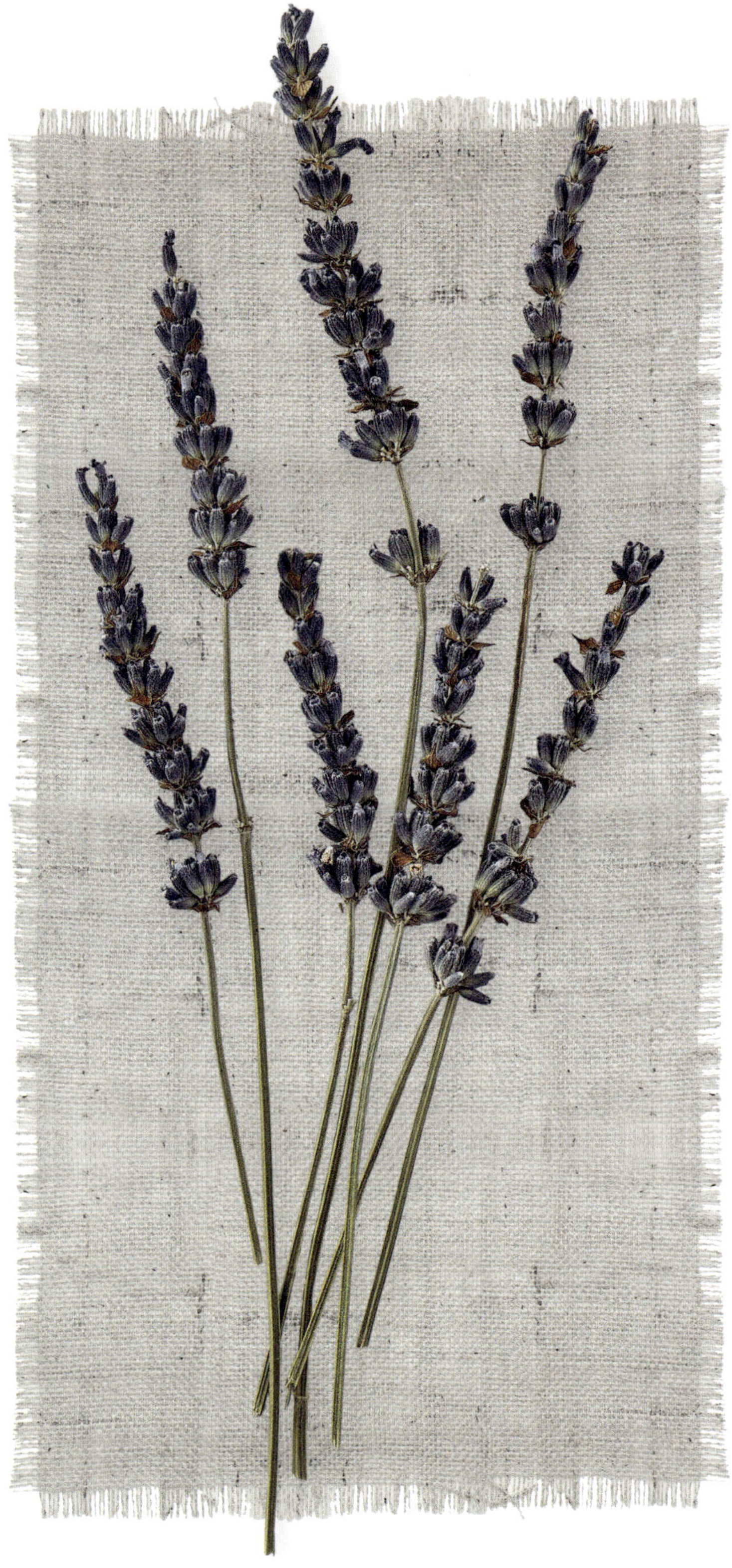

PASST GUT ZU

Vanille, Orange, Jasmin

DILL

Glück · Romantik · Wohlstand

Dieses aromatische Kraut aus der Familie der Doldenblütler wird typischerweise zum Würzen von Speisen verwendet, sollte aber bei der energetischen Reinigung nicht übersehen werden. Dill enthält männliche Energie, die mit dem Element Feuer verbunden wird, und ist daher besonders nützlich, wenn man romantische Liebe anziehen möchte. Tatsächlich glaubt man, dass einen ein Bad mit dieser grünen Pflanze mit ihren fedrigen Blättern unwiderstehlich beim anderen Geschlecht macht. Fügen Sie Ihrer Räuchermischung getrocknete Dillblätter oder -samen bei, um die romantische Liebe zu entfachen oder Wohlstand und Glück auf allen Ebenen anzuziehen.

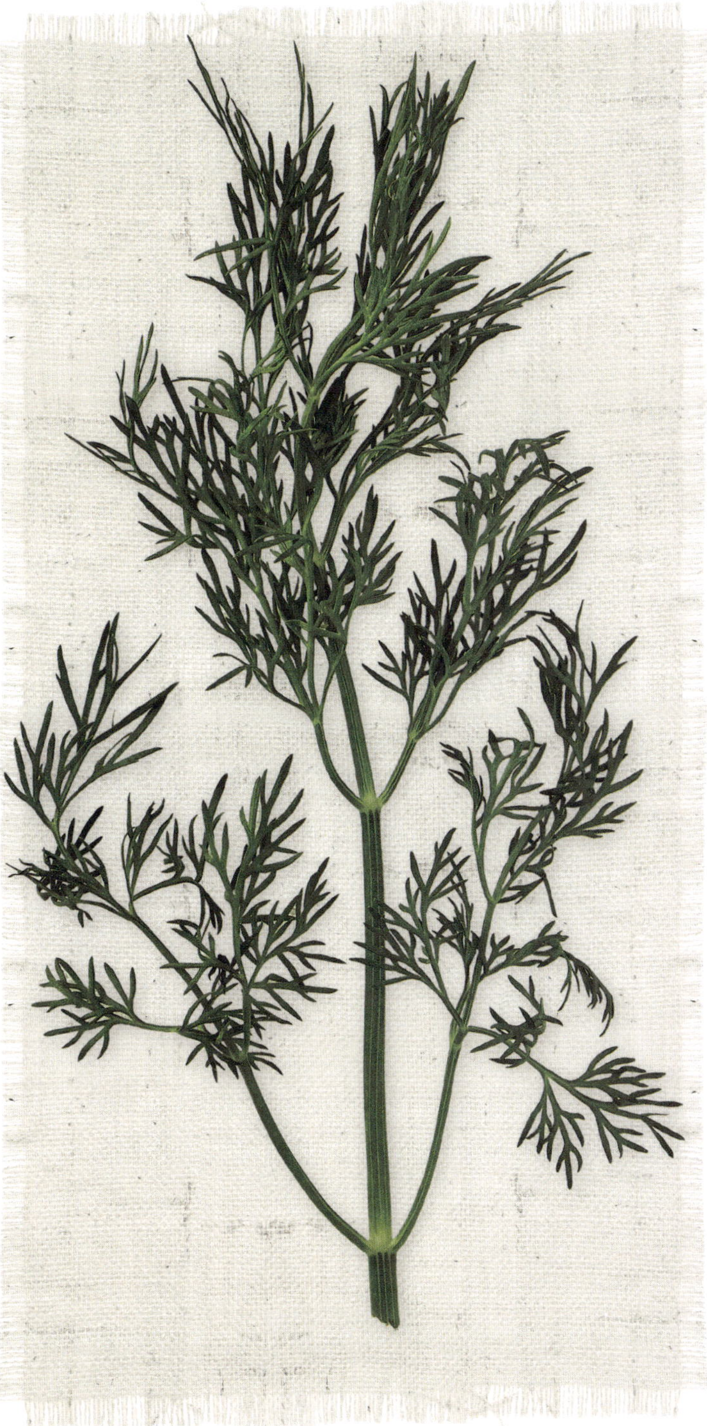

PASST GUT ZU

Sternanis, Fenchel, Apfel

EUKALYPTUS

Gesundheit · Reinigung · Schutz

Es gibt über 700 Arten dieser immergrünen Pflanze, die vor allem in Australien zu finden sind. Wenn Sie die sichelförmigen Blätter des Eukalyptus genau betrachten, werden Sie kleine Öldrüsen erkennen, welche die Oberfläche bedecken. Das wirkungsvolle Öl findet auf unterschiedlichste Weise Anwendung bei Düften, Medikamenten gegen Grippe, Insektiziden und sogar Kraftstoffen. Ähnlich wie der Weiße Salbei ist der Eukalyptus bekannt für seine hohe reinigende und schützende Qualität. Verwenden Sie ihn für ein Kräuterbündel oder sammeln Sie ein paar getrocknete Blätter und verwenden Sie sie als Räucherwerk.

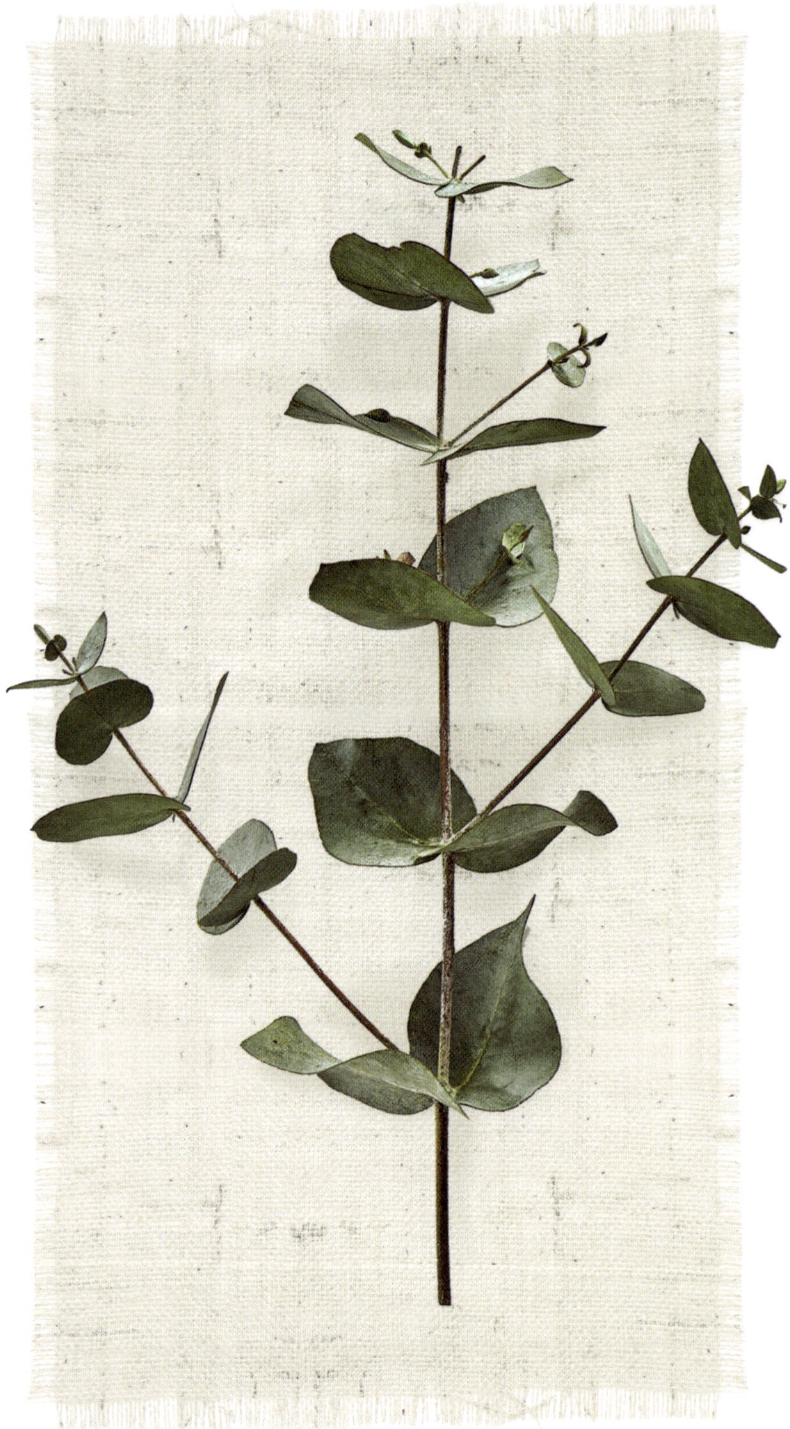

PASST GUT ZU

Zitronengras, Pfefferminze, Zedernholz

INGWER

Leidenschaft · Fortschritt · Wohlstand

Einst von den alten Griechen und Römern als heilig verehrt, ist Ingwer seit Tausenden von Jahren ein bekanntes medizinisches Hilfsmittel. Er wurde tatsächlich als so mächtig angesehen, dass man im Mittelalter glaubte, er stamme aus dem Garten Eden. Das graugelbe Rhizom dieser Pflanze wird Ihrer Räuchermischung eine scharfe und würzige Note hinzufügen – sowie einen kräftigen Energiekick. Ingwer trägt die Energie des Feuers in sich, deshalb fügen Sie ihn Ihrer Mischung bei, wenn Sie Ihrem Ritual einen ordentlichen Kraftstoß verleihen wollen. Er ist besonders nützlich in Mischungen zu den Themen Leidenschaft, Erfolg und Fortschritt.

PASST GUT ZU

Bergamotte, Weihrauch, Zitrone

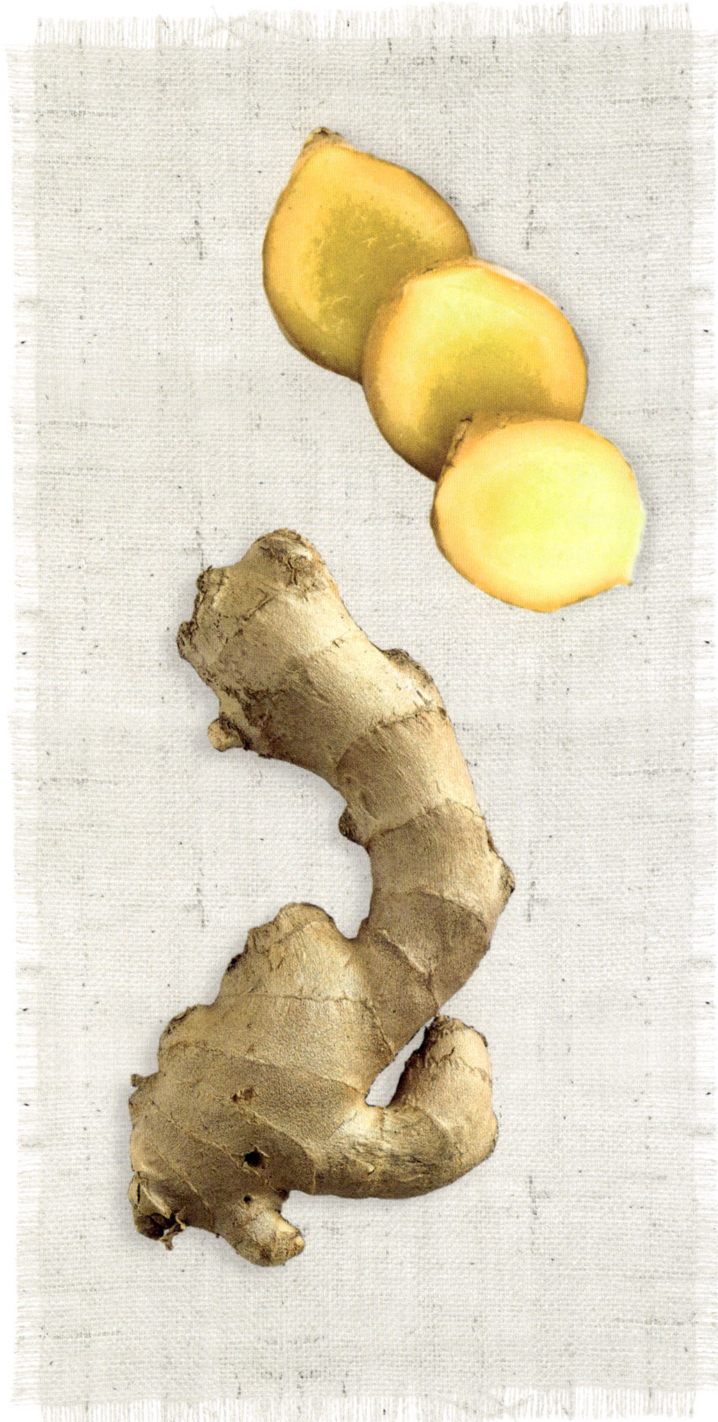

HIBISKUS

Leidenschaft · Weiblichkeit · Kreativität

Die Blüten dieses hochgeschätzten immergrünen Strauchs blühen nur ein oder zwei Tage. Der Hibiskus steht in einer engen Verbindung mit dem weiblich Göttlichen. Bekannt dafür, das erste und zweite Chakra – unsere Zentren für Fortpflanzung, Kreativität und emotionale Freiheit – zu reinigen und mit Energie zu versorgen, ist Hibiskus nützlich, um die körperliche Energie zu stärken, den Hormonhaushalt in Balance zu bringen und die Leidenschaft zu entfachen. Fügen Sie diese trompetenförmige Schönheit Ihrer Räuchermischung hinzu, wenn Sie Themen wie Liebe, Kreativität, Fortpflanzung und Sexualität ansprechen wollen.

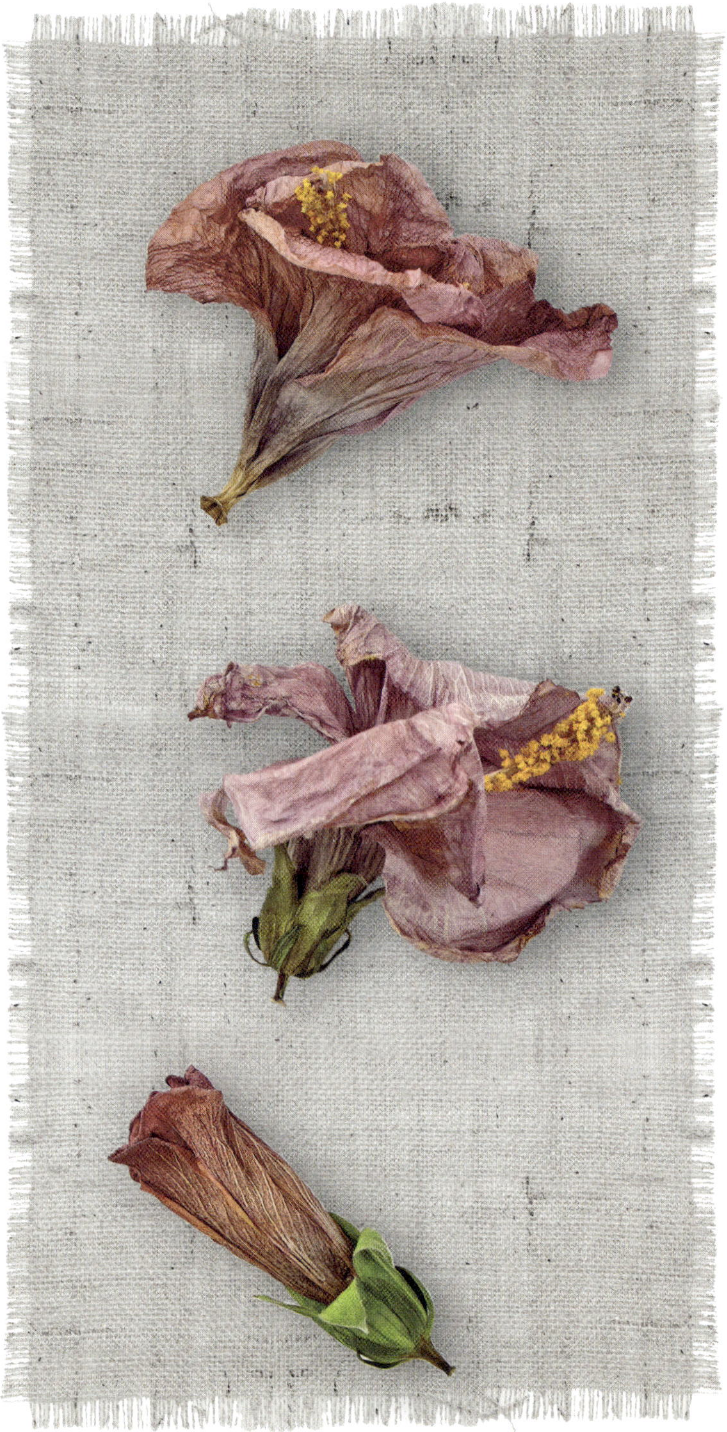

PASST GUT ZU

Rose, Vanille, Lavendel

PFEFFERMINZE

Wohlstand · Wachstum · Regeneration

Die Pfefferminze, eine Kreuzung aus der Grünen Minze und der Wasserminze, ist eine pflegeleichte und leicht erhältliche Pflanze für jeden Hobbygärtner. Bauen Sie dieses vielseitige Heilkraut in einem feuchten Gefäß ohne direkte Sonneneinstrahlung an. Die Blätter der Pfefferminze können geerntet werden, sobald sich die Blüten zu öffnen beginnen. Sie können dann getrocknet werden, um später für Speisen und Getränke verwendet zu werden. Berühmt für die kühlende Wirkung des Menthols, wird die Pfefferminze oft in der Aromatherapie eingesetzt, um Stress abzubauen und den Geist zu klären. Verwenden Sie sie in Ihrer Räuchermischung, um Glück, Erfolg und die Regeneration zu fördern.

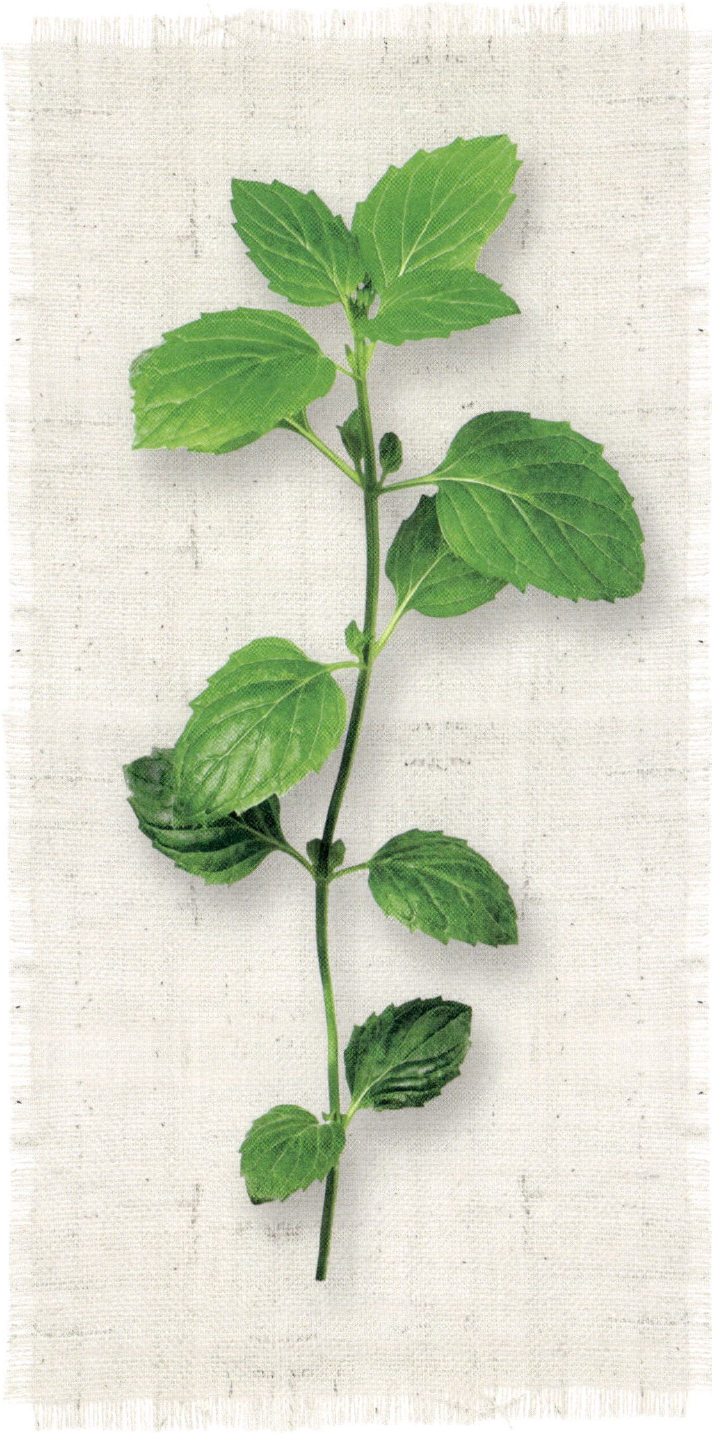

PASST GUT ZU

Wacholder, Orange, Lavendel

PALO SANTO

Stressabbau · Schutz · Glück

Hierfür werden die natürlich heruntergefallenen Äste des Palo-Santo-Baums (*Bursera graveolens*) an der Küste Südamerikas eingesammelt, dessen aromatisches Holz Spuren von Kiefern-, Minz- und Zitronenaroma in sich trägt. Wenn es verbrannt wird, erzeugt das Holz einen einladenden Geruch, der bekannt dafür ist, Ängste zu mildern, die Stimmung zu heben und dabei hilft, den Geist auf die Meditation einzustimmen. Um damit zu räuchern, zünden Sie den Stab einfach an einem Ende an und halten ihn vorsichtig nach unten, bis er Feuer fängt. Blasen Sie die Flamme aus und lassen Sie den beruhigenden Duft die Luft erfüllen.

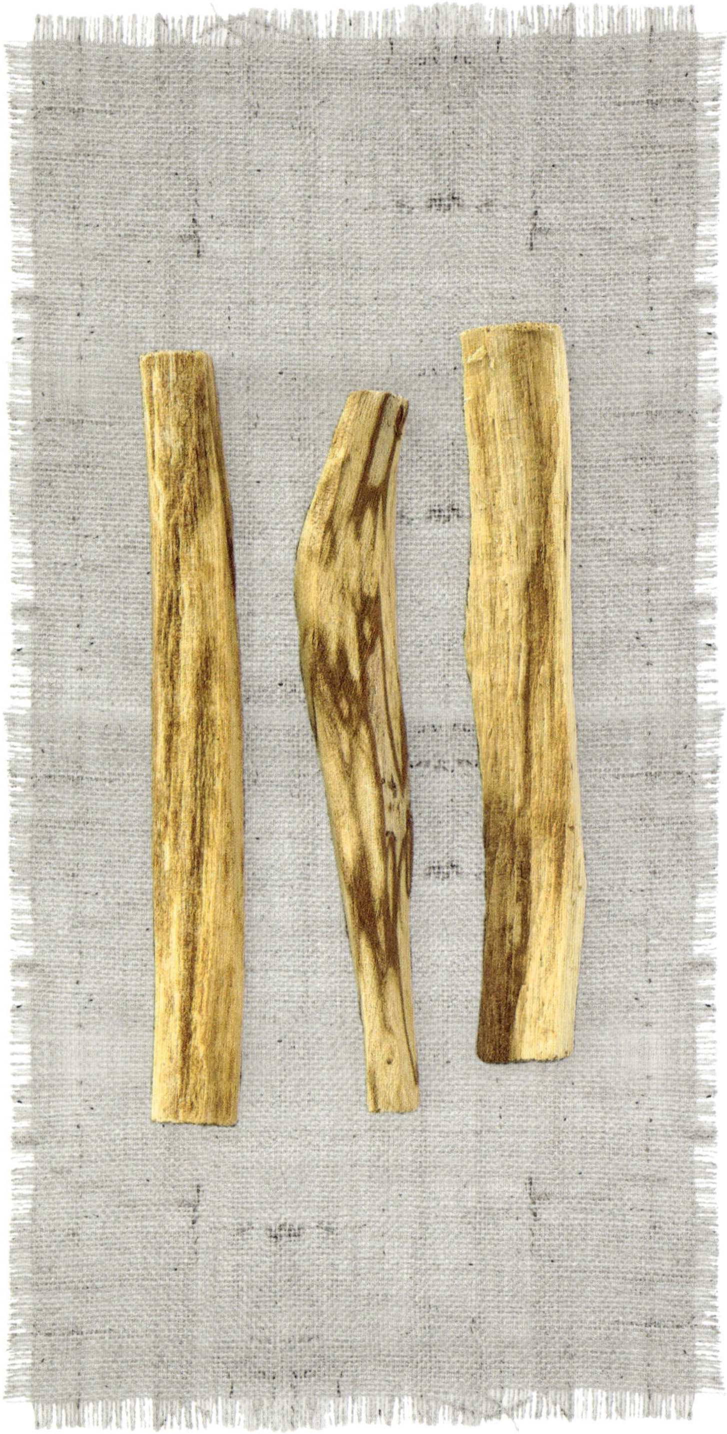

PASST GUT ZU

Rose, Pfefferminze, Zitronengras

ROSE

Liebe · Glück · Freundschaft

Die Rose wird am häufigsten mit Liebe und Schönheit in Verbindung gebracht. Kein Wunder, dass sie als die Königin aller Blumen bezeichnet wird. Sie ist für viele Zwecke nützlich, wobei die Bedeutung dieser süß duftenden Blume von ihrer Farbe abhängt. Traditionell stehen rote Rosen für Liebe, rosafarbene Rosen für Freude und Dankbarkeit, orangefarbene Rosen für Leidenschaft und weiße Rosen für Reinheit. Fügen Sie jedem beliebigen Kräuterbündel eine getrocknete Rose oder Rosenblütenblätter bei, um es augenblicklich zu verschönern und Ihre Mischung mit der freudespendenden Energie dieser majestätischen Pflanze zu versehen.

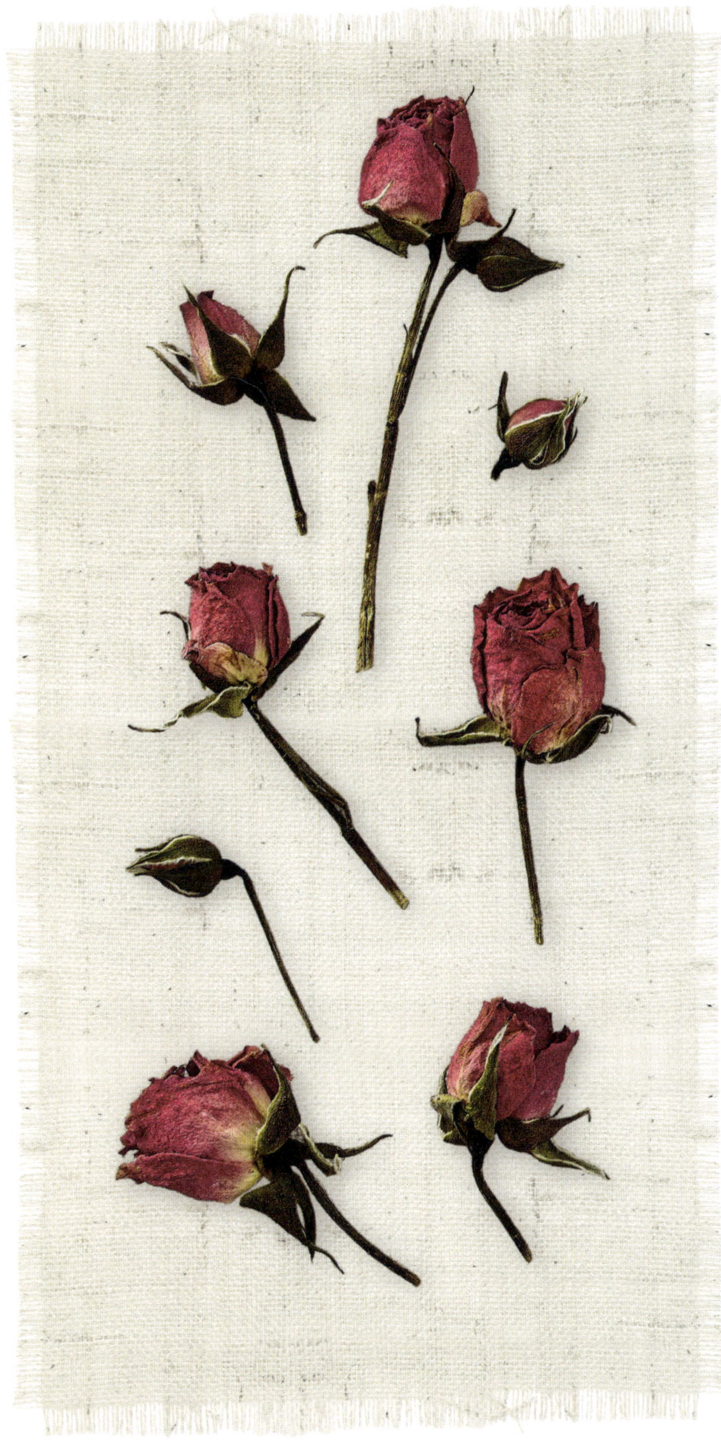

PASST GUT ZU

Hibiskus · Jasmin · Patschuli

SALBEI

Reinigung · Schutz · Weisheit

Als eine der bekanntesten Pflanzen für energetisches Reinigen kann Salbei als der König des Räucherns bezeichnet werden. In indigenen Kulturen wird er seit Jahrtausenden bei heiligen Reinigungsritualen verwendet. Wenn er verbrannt wird, füllt der dicke, graue Rauch schnell den Raum mit einem starken, erdigen Geruch. Salbei wird dem Element Luft zugeordnet und ist bekannt dafür, Räume von negativer Energie zu reinigen und uns dabei zu helfen, das loszulassen, was uns nicht länger nützlich ist. Zudem wird ihm nachgesagt, Schutz zu bieten sowie geistige Heilung und Weisheit zu fördern.

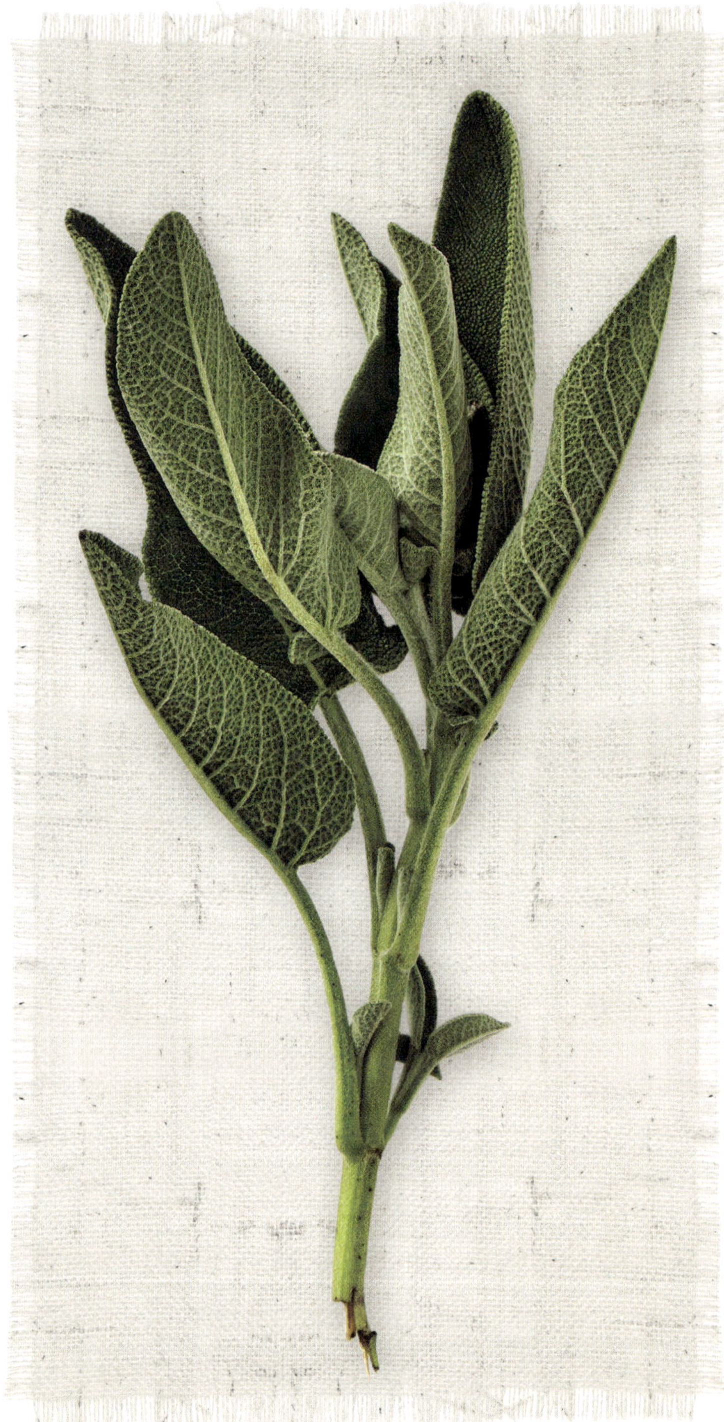

PASST GUT ZU

Zitrone, Ylang-Ylang, Rose

MARIENGRAS

Frieden · Reinigung · Positive Energie

Auch als Süßgras oder Bisongras bekannt, wird es im Englischen wegen seines süßen, aromatischen Dufts »sweetgrass« genannt. Das Mariengras soll gute Geister und positive Energie anziehen, weshalb es in indigenen Kulturen als heilig verehrt wird. Es handelt sich um eine der gebräuchlichsten Pflanzen für das Räuchern und ist normalerweise geflochten erhältlich. Wenn Sie es Ihrer Mischung beigeben, wird es Ihren Gegenstand von niedrigen Schwingungen reinigen, während es ihn gleichzeitig mit positiver Energie erfüllt. Das Aroma von Mariengras ist zart und unaufdringlich, weshalb es gerne bei regelmäßig ausgeführten Ritualen verwendet wird.

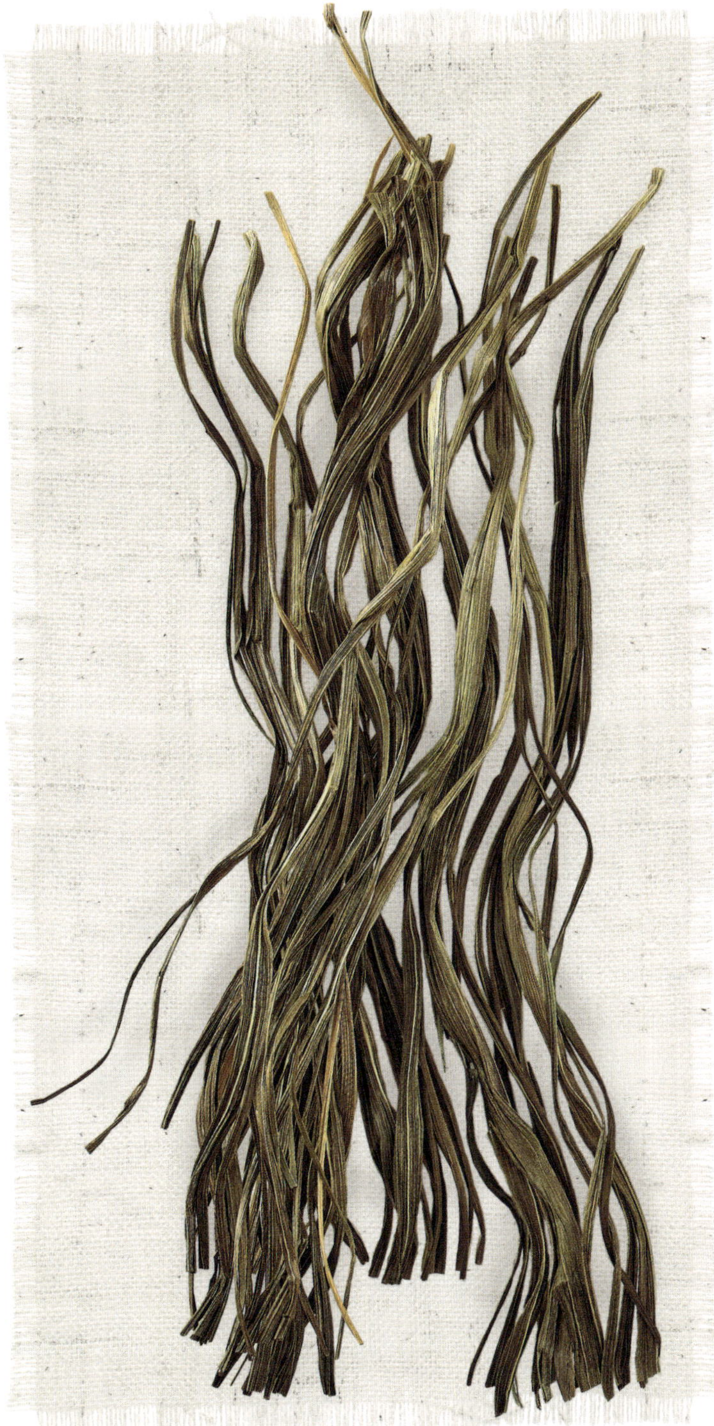

PASST GUT ZU

Lavendel, Zedernholz, Sandelholz

VANILLE

Liebe · Frieden · Glück

Der süße und wohltuende Geruch der Vanille kann sehr gut mit fast jedem anderen Duft kombiniert werden, weshalb sie eine Standardzutat in Duftkerzen, Schönheitsprodukten und Backwaren ist. Flechten Sie Vanilleschoten in Ihren Stab ein oder zermahlen Sie die Bohnen mit einem Mörser und verwenden Sie sie als Räucherwerk, um eine einladende Atmosphäre zu schaffen, die Frieden, Liebe und Glück fördert. Als wirkungsvoller Stimmungsaufheller ist die Vanille dafür bekannt, Stress abzubauen und den Geist zu beruhigen. Sie ist daher eine besonders nützliche Zutat bei Ritualen für Entspannung und Schlaf.

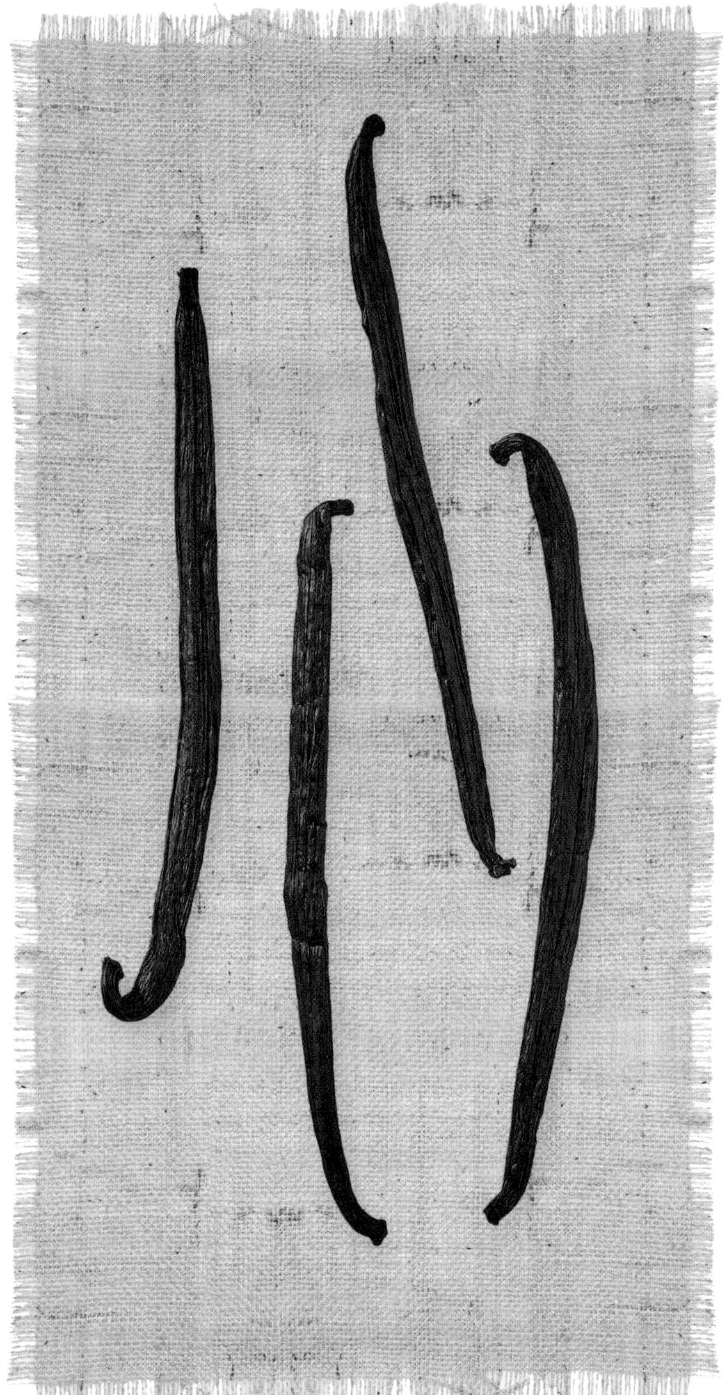

PASST GUT ZU

Jasmin, Orange, Zimt

SCHAFGARBE

Mut · Weisheit · Schutz

Die Schafgarbe steht für Stärke, Mut und Schutz. Ihr botanischer Name Achillea verweist direkt auf den griechischen Helden Achilles, der diese hochgeschätzte Pflanze verwendete, um während des Trojanischen Krieges die Wunden seiner Soldaten zu behandeln. Die Schafgarbe ist eine Pflanze aus der Familie der Korbblütler mit kleinen Ansammlungen von weißen, gelben oder rosa Blüten. Sie ist die perfekte Ergänzung für Räuchermischungen, um spirituelle Einsichten zu vertiefen, geistige Klarheit zu fördern und uns vor negativen Energien zu schützen.

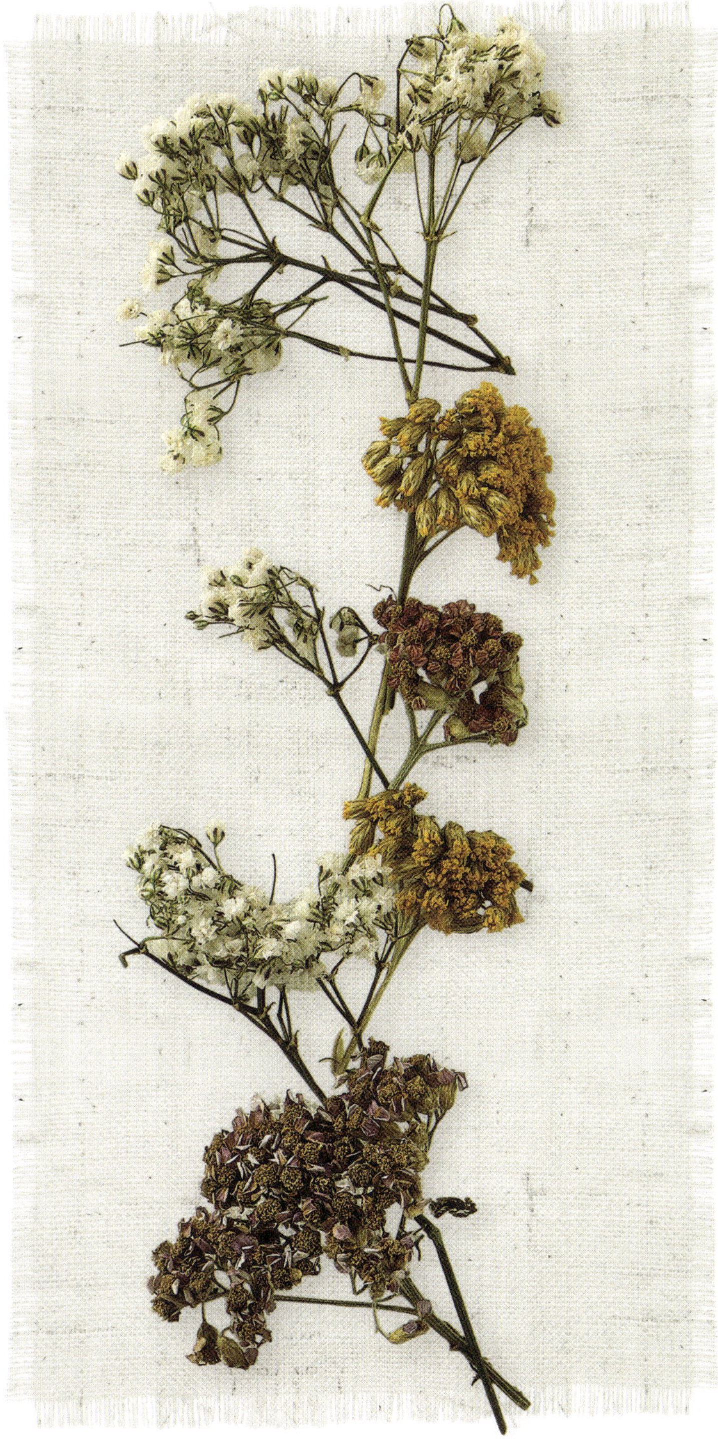

PASST GUT ZU

Ylang-Ylang, Kamille, Lavendel

KAPITEL

3

RÄUCHER-MISCHUNGEN UND RITUALE SELBER MACHEN

Nachdem wir uns die verschiedenen Bestandteile für eine jederzeit griffbereite Räucherausrüstung angeschaut haben, ist es nun an der Zeit anzupacken. Es wird Sie vielleicht überraschen, wie einfach es ist, eine gelungene Kräutermischung zum Räuchern und das dazu passende Ritual vorzubereiten und durchzuführen. Dieses Kapitel macht Sie zum Profi darin, die Mischung und das Ritual so maßzuschneidern, dass sie genau Ihren persönlichen Bedürfnissen und Wünschen entsprechen.

MISCHEN

Die große Palette an Möglichkeiten, um eine Räuchermischung zu kreieren, die sowohl zweckdienlich als auch wohlriechend ist, kann einen zunächst überfordern. Sich mit den folgenden Pflanzengruppen vertraut zu machen, kann dabei helfen, die Auswahl der Zutaten für ein Räucherritual einzuschränken. Generell gilt, dass Pflanzen aus derselben Gruppe dazu tendieren, sich gut miteinander oder mit einer Handvoll fremder Zutaten mischen zu lassen. Allerdings ist es wichtig, darauf zu achten, dass es sich beim Mischen um einen sehr persönlichen Prozess handelt, bei dem es keine in Stein gemeißelten Regeln gibt. Vertrauen Sie auf Ihre Sinne, und wenn Sie sich von einer Pflanze angezogen fühlen, greifen Sie zu!

Blütenpflanzen

Meist in kosmetischen Produkten verwendet, verströmen Blütenpflanzen ein süßes und berauschendes Aroma, das von mild bis scharf reichen kann. Verwenden Sie diese Pflanzengruppe für Ihre Mischung, wenn Sie Ihre Stimmung heben, die Hormone ins Gleichgewicht bringen oder romantische Gefühle wecken wollen. Blüten neigen dazu, sich gut mit Bäumen, Zitruspflanzen und Gewürzen mischen zu lassen. Zu dieser Gruppe gehören etwa Lavendel, Rose, Vanille, Geranie und Jasmin.

Zitruspflanzen

Wegen ihrer antibakteriellen Wirkung werden Zitruspflanzen häufig in Reinigungsmitteln verwendet. Ihr frischer und süßer Duft kann als energetischer Muntermacher dienen. Beziehen Sie Zitruspflanzen in Ihre Mischung ein, wenn Sie einen verjüngenden und entgiftenden Effekt erzielen wollen. Zitruspflanzen lassen sich gut mit Blütenpflanzen, Gewürzen und Bäumen mischen. Zu dieser Gruppe gehören etwa Grapefruit, Zitrone, Orange und Bergamotte.

Bäume

Die Wirkstoffe der Pflanzen aus der Gruppe der Bäume können häufig in Medikamenten gefunden werden, um Symptome der oberen Atemwege zu behandeln. Diese Pflanzen bieten einen erfrischenden, kühlenden Effekt, der bei Muskelverspannungen helfen kann. Greifen Sie zu Bäumen, wenn Sie Stress und Ängste abbauen, die körperliche Gesundheit ankurbeln und den Schlaf unterstützen wollen. Diese vielseitigen Pflanzen, lassen sich mit allen anderen Gruppen gut mischen. Zur Gruppe der Bäume gehören etwa Eukalyptus, Teebaum, Zeder und alle immergrünen Bäume.

Kräuter

Häufig als Zutaten in der Küche verwendet, neigen Pflanzen aus der Gruppe der Kräuter dazu, wirkungsvolle mentale Stimulanzien zu sein. Greifen Sie zu krautigen Pflanzen, wenn Sie die Konzentration, das Erinnerungsvermögen und die körperliche Energie steigern wollen. Diese Gruppe lässt sich gut mit Bäumen mischen. Es gehören unter anderem Rosmarin, Basilikum, Pfefferminze, Grüne Minze und Salbei dazu.

Harze

Pflanzen aus der Harzgruppe haben typischerweise einen herben und moschusartigen Geruch, der bekannt dafür ist, eine stark erdende Wirkung zu haben. Harze sind besonders nützlich, um Stress, Ängste und Depressionen zu lindern. Viele von ihnen gelten traditionell als Aphrodisiakum. Harze lassen sich meist gut mit Zitruspflanzen, Bäumen und Blütenpflanzen kombinieren. Zu den Harzen zählen Weihrauch, Sandelholz, Patschuli und Myrrhe.

Gewürze

Viele der Pflanzen aus der Gruppe der Gewürze kennen wir von unseren Lieblingsspeisen und -kuchen, bei denen sie mit einer angenehmen Geschmacksexplosion unseren Gaumen kitzeln. Verwenden Sie die oft als stark anregend beschriebenen Mitglieder der Gewürzgruppe, um Ihre Räuchermischung mit Kraft, Stärke und Erfolg aufzuladen. Gewürze lassen sich gut mit Blüten- und Zitruspflanzen kombinieren. Zu dieser Gruppe zählen etwa Ingwer, Zimt, Muskatnuss und Nelke.

TROCKNEN & WICKELN

Zwar gibt es heute immer öfter vorgefertigte Kräuterbündel, doch es kann viel mehr Freude und innere Erfüllung bereiten, sie selbst zu machen. Hier erhalten Sie eine genaue Anleitung, um Ihr eigenes Kräuterbündel zu trocknen und zu wickeln.

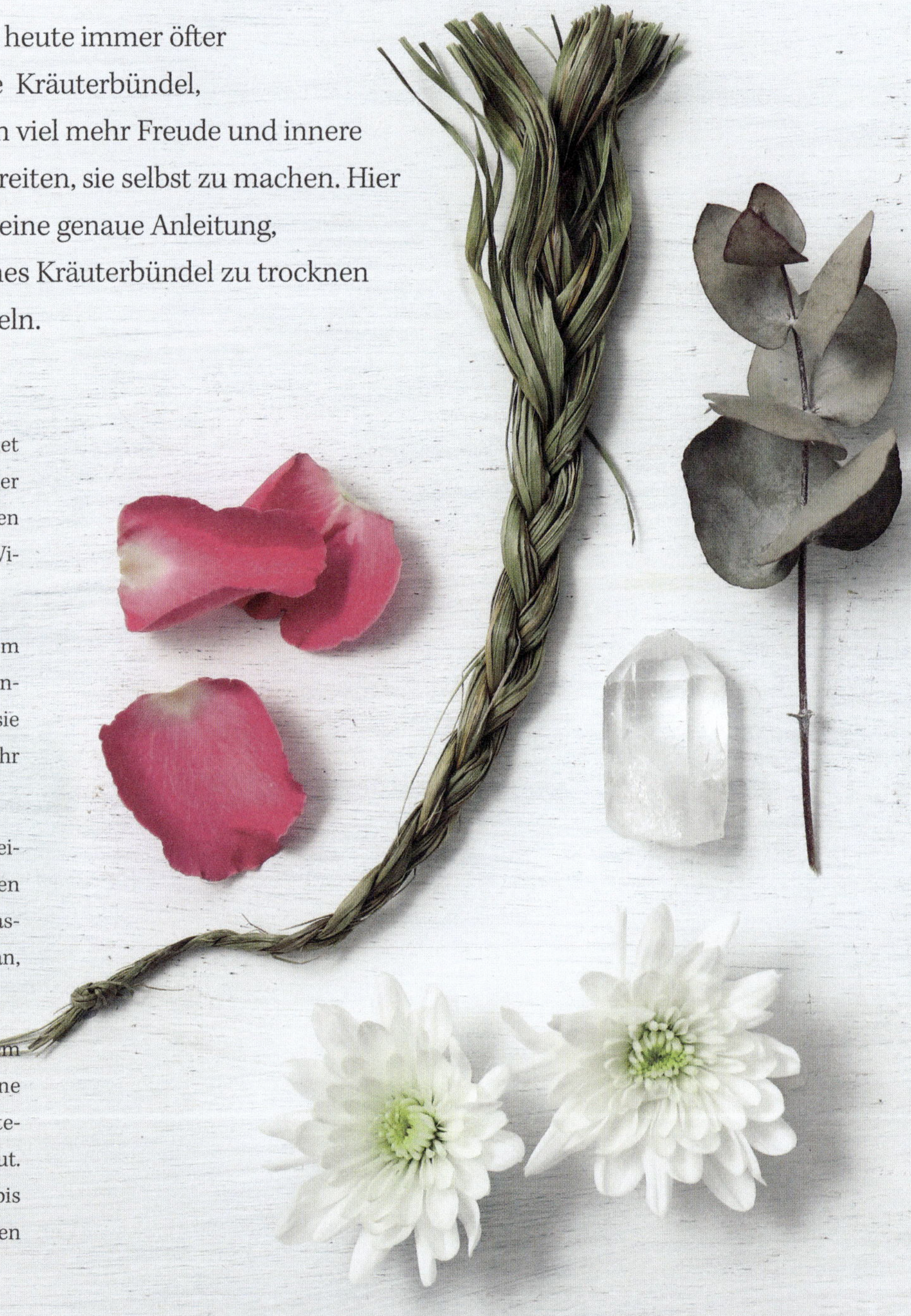

Trocknen

Die Pflanzen können entweder getrocknet werden, bevor Sie das Bündel wickeln oder danach. Dies sind die Punkte, die zu beachten sind, wenn Sie die Bestandteile vor dem Wickeln trocknen wollen.

1 | Beginnen Sie damit die Pflanzen zu einem Bündel zusammenzufügen. Falls Sie die Pflanzen selbst pflücken, achten Sie darauf, sie nahe am Boden abzuschneiden, damit ihr Stängel lang genug fürs Wickeln ist.

2 | Verwenden Sie eine dünne Schnur oder einen Faden und ziehen Sie damit einen festen Knoten um das untere Ende des Bündels. Lassen Sie von der Schnur 15-30 Zentimeter dran, um das Bündel aufhängen zu können.

3 | Hängen Sie Ihre Pflanzen kopfüber in einem trockenen, gut durchlüfteten Bereich ohne direkte Sonneneinstrahlung auf. Ein Gästezimmer oder Küchenschrank eignet sich gut. Das Trocknen dauert üblicherweise zwei bis drei Wochen. Getrocknete Pflanzen bewahren ihren Duft sechs bis zwölf Monate lang.

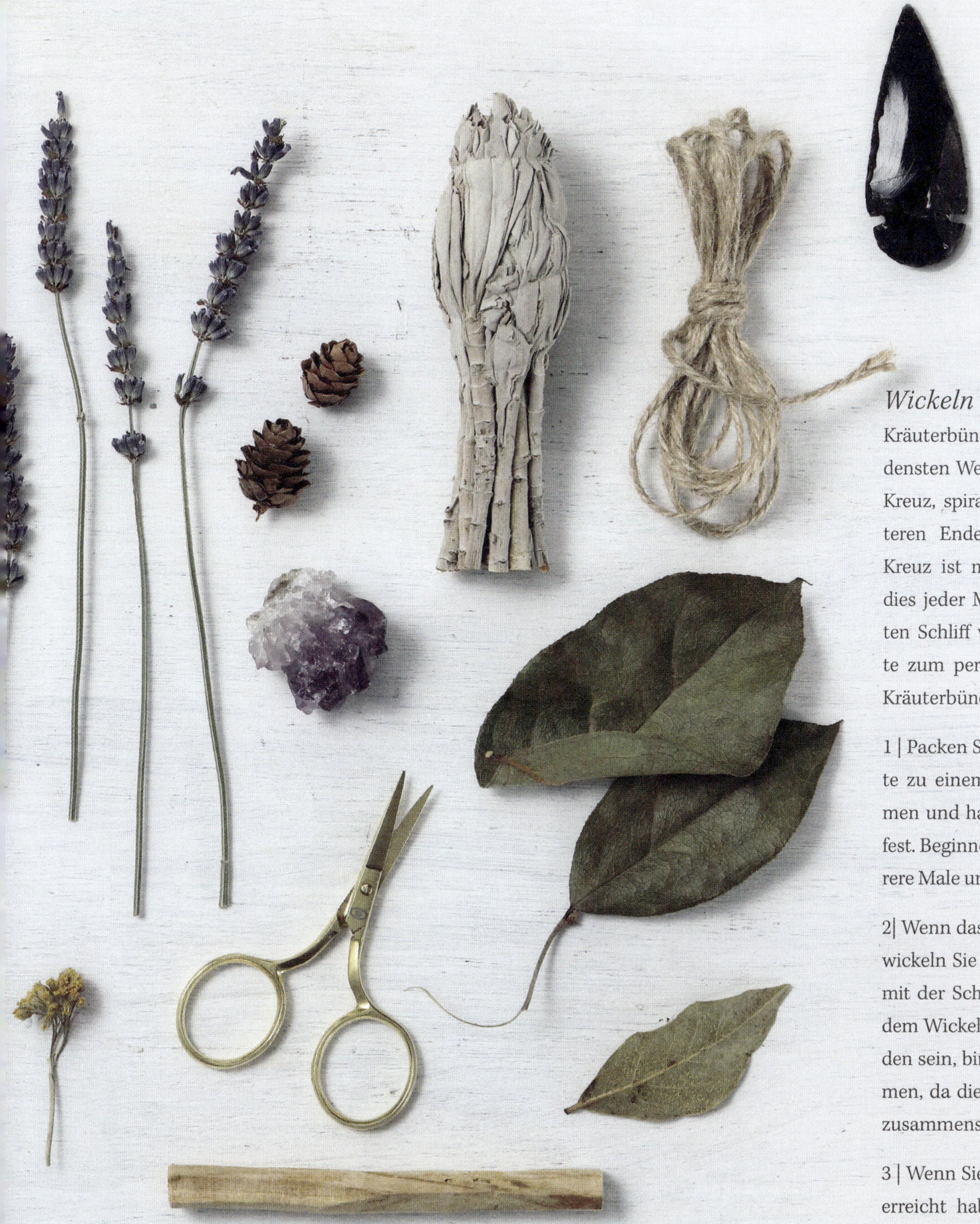

Wickeln

Kräuterbündel können auf die verschiedensten Weisen gewickelt werden – über Kreuz, spiralförmig oder einfach am unteren Ende zusammengebunden. Über Kreuz ist mein persönlicher Favorit, da dies jeder Mischung einen schönen letzten Schliff verleiht. Dies sind die Schritte zum perfekt über Kreuz gebundenen Kräuterbündel:.

1 | Packen Sie die verschiedenen Elemente zu einem kompakten Bündel zusammen und halten Sie es am unteren Ende fest. Beginnen Sie damit, die Schnur mehrere Male um das untere Ende zu wickeln.

2| Wenn das Bündel unten fixiert ist, umwickeln Sie es nach oben hin über Kreuz mit der Schnur. Sollten die Pflanzen vor dem Wickeln noch nicht getrocknet worden sein, binden Sie sie extra fest zusammen, da die Pflanzen mit dem Trocknen zusammenschrumpfen.

3 | Wenn Sie das obere Ende des Bündels erreicht haben, wickeln Sie die Schnur wieder nach unten und folgen Sie dabei dem Muster. Sichern Sie das Ganze am unteren Ende durch einen Knoten.

RÄUCHERN

Nun da Sie alle Vorbereitungen getroffen haben, ist es Zeit, Ihre Mischung anzuzünden und die heilende Wirkung zu genießen. Dabei ist es allerdings wichtig, die richtigen Sicherheitsvorkehrungen zu treffen, um zu gewährleisten, dass Sie mit Ihren Pflanzen sicher und effektiv räuchern können.

Lose Mischungen

Wenn Sie lose Kräuter und Pflanzen als Räucherwerk verwenden, beachten Sie, dass sie sich am besten auf Holzkohle räuchern lassen. Beginnen Sie damit, die Holzkohlescheibe in einen geeigneten Kohleanzünder zu legen. Achten Sie immer darauf, eine hitzebeständige und bruchsichere Schale zu verwenden. Behälter aus Muschelschale, Holz oder Glas sind nicht geeignet, da sie bei der extremen Hitze zerbrechen können. Zünden Sie die Holzkohlescheibe an einer Seite an und beobachten Sie, wie sich die Flamme ausbreitet. Nach etwa einer Minute können Sie die losen Kräuter nach Belieben darauf platzieren.

Gebundene Pflanzen

Kräuterbündel lassen sich besonders einfach räuchern. Zünden Sie lediglich das obere Ende des Sticks an und lassen Sie die Flamme kurz brennen, bevor Sie sie ganz sanft ausblasen. Es ist wichtig, darauf zu achten, dass die verwendete Schnur oder der Faden brennbar ist. Naturstoffe wie Hanf oder Baumwolle sind ideal dafür. Vermeiden Sie Bänder aus elastischem Material oder Plastik.

Holzstöcke

Stöcke aus Holz, wie zum Beispiel Palo Santo, Birke oder Sandelholz, zünden Sie an einem Ende an und neigen sie dann behutsam nach unten. Lassen Sie die Flamme ein paar Zentimeter an dem Holzstück nach oben wandern und blasen Sie sie dann sanft aus.

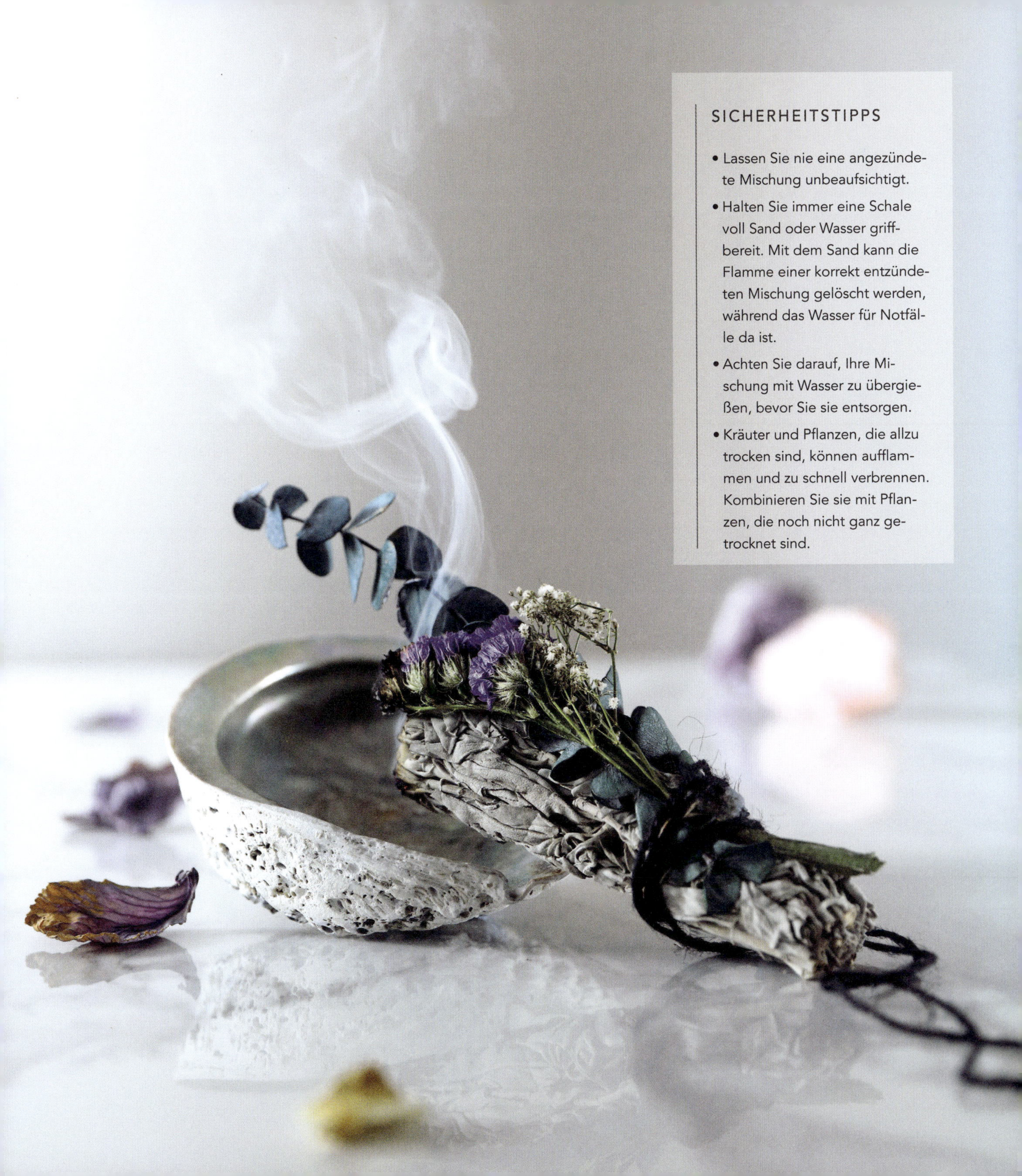

SICHERHEITSTIPPS

- Lassen Sie nie eine angezündete Mischung unbeaufsichtigt.
- Halten Sie immer eine Schale voll Sand oder Wasser griffbereit. Mit dem Sand kann die Flamme einer korrekt entzündeten Mischung gelöscht werden, während das Wasser für Notfälle da ist.
- Achten Sie darauf, Ihre Mischung mit Wasser zu übergießen, bevor Sie sie entsorgen.
- Kräuter und Pflanzen, die allzu trocken sind, können aufflammen und zu schnell verbrennen. Kombinieren Sie sie mit Pflanzen, die noch nicht ganz getrocknet sind.

IHREN RAUM VORBEREITEN

Ihren Raum vorzubereiten ist ein entscheidender Punkt, denn dadurch legen Sie die Basis für das ganze Ritual. Stellen Sie sich vor, sich einen energetischen Pfad zu bahnen, ähnlich wie in einem Wald. Sie könnten einfach loswalzen, ohne sich zuerst einen Weg zurechtzulegen, was die Sache allerdings ziemlich mühselig macht. Hier sind vier einfache Schritte, um sicherzugehen, dass Ihre Umgebung vorbereitet ist.

1 | Machen Sie sich Ihre Absichten bewusst
Der wichtigste Schritt in allen Bereichen der Energiearbeit besteht darin, sich über die eigenen Intentionen klar zu werden. Es wird oft gesagt, dass die Energie dorthin fließt, worauf man seine Absicht lenkt. Nehmen Sie sich einen Moment Zeit, darüber nachzudenken, was Sie mit dem Ritual beabsichtigen. Welche Auswirkungen sollen sich daraus konkret ergeben?

2 | Öffnen Sie die Fenster
Frische Luft ist so wichtig, vor allem wenn es ums Reinigen geht. Wenn wir eine energetische Reinigung durchführen, bitten wir die negative Energie zu weichen – daher benötigt sie natürlich einen Platz, wo sie hinkann. Öffnen Sie die Fenster, um sicherzustellen, dass diese Energie (und der Rauch) entschwinden können.

3 | Putzen Sie Ihr Zuhause
Rufen Sie sich in Erinnerung, wie Sie sich fühlen, nachdem Ihr Heim gründlich sauber gemacht worden ist. Die ganze Atmosphäre ist eine andere, und es fühlt sich viel besser an, nicht wahr? Ein Hausputz ist eine der schnellsten Methoden, abgestandene Energien zu reinigen – und je sorgfältiger Sie dabei vorgehen, desto besser. Bevor Sie mit Ihrem Ritual beginnen, nehmen Sie sich etwas Zeit, Ihre Sachen aufzuräumen, staubzusaugen, die Oberflächen abzuwischen und so weiter.

4 | Reinigen Sie sich und Ihre Materialien
Bevor Sie anfangen, nehmen Sie sich noch einen Moment Zeit und reinigen Sie sich selbst und Ihre Materialien mit dem Rauch. Machen Sie das ganz einfach, wenn Sie dabei sind, Ihre Energie zu schützen.

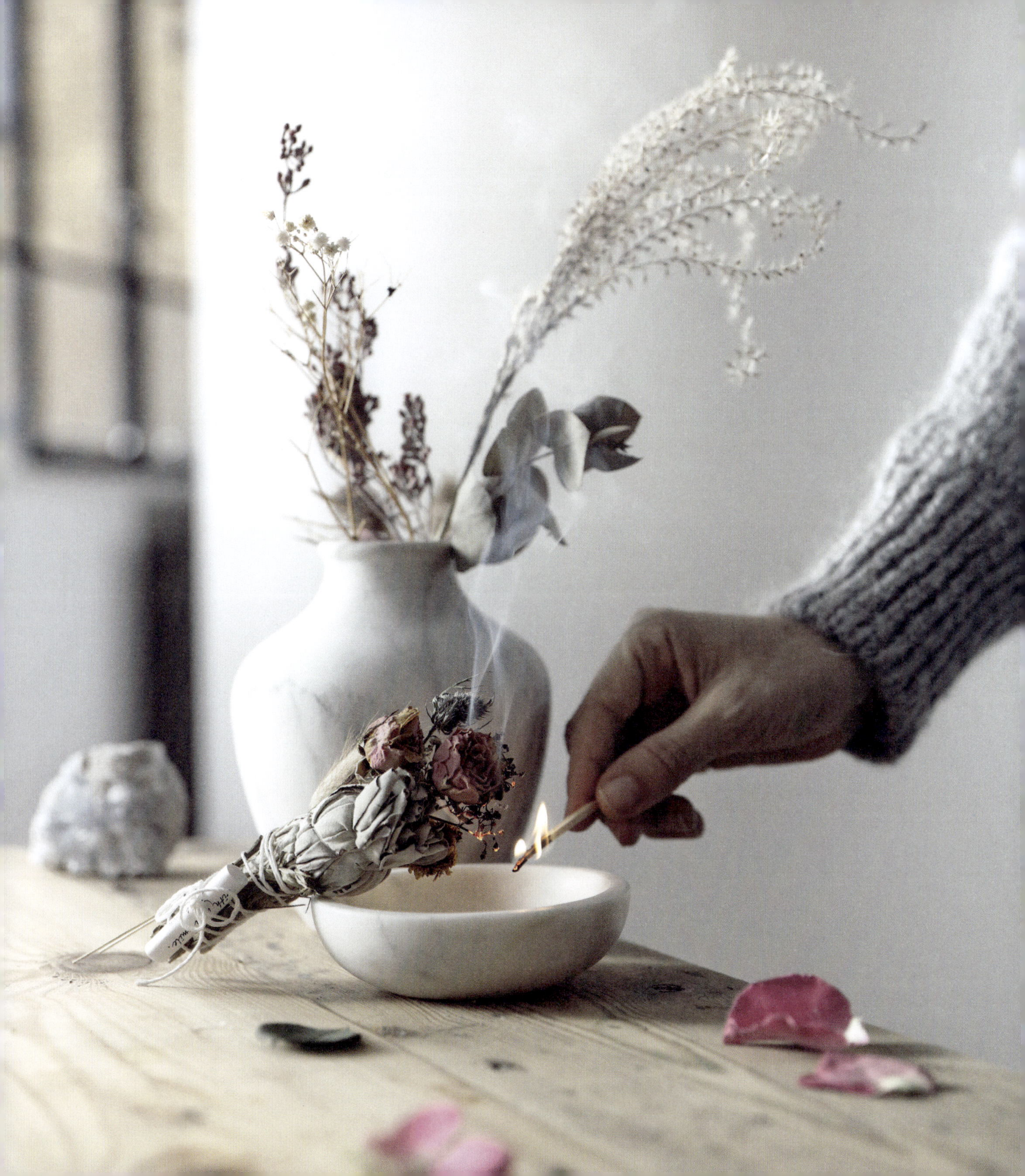

IHRE ENERGIE SCHÜTZEN

Unser Energiekörper ist ständigen Veränderungen durch unsere Gefühle, Gedanken und unsere Umgebung unterworfen. Es ist daher wichtig, entsprechende Maßnahmen zu treffen, um uns immer wieder zu schützen, vor allem wenn wir unsere heilenden Rituale durchführen. Die folgende Schutzmaßnahme kann in jedes Reinigungsritual integriert werden.

1 | Schließen Sie die Augen und nehmen Sie mehrere tiefe Atemzüge mit der Absicht, ihren Geist zu beruhigen.

2 | Stellen Sie sich vor, dass Sie von einem goldenen Licht umgeben sind. Beim Ein- und Ausatmen, stellen Sie sich vor wie dieses Licht ein Schutzschild in Form einer großen, goldenen Kugel bildet. Während Sie sich innerhalb der Kugel befinden, stellen Sie sich vor, dass ihre Oberfläche von außen betrachtet zu einem Spiegel wird, der alles von außen Kommende reflektiert.

3 | Bitten Sie Ihre höhere Macht, Ihr Ritual zu segnen und zu leiten, während sie Sie vor negativen Energien schützt. Wenn Sie sich dazu bereit fühlen, können Sie mit Ihrem Reinigungsritual beginnen.

4 | Wenn Sie Ihr Ritual beendet haben, denken Sie immer daran, zum Abschluss Ihrer höheren Macht zu danken und darum zu bitten, auch für den Rest des Tages gesegnet und beschützt zu sein.

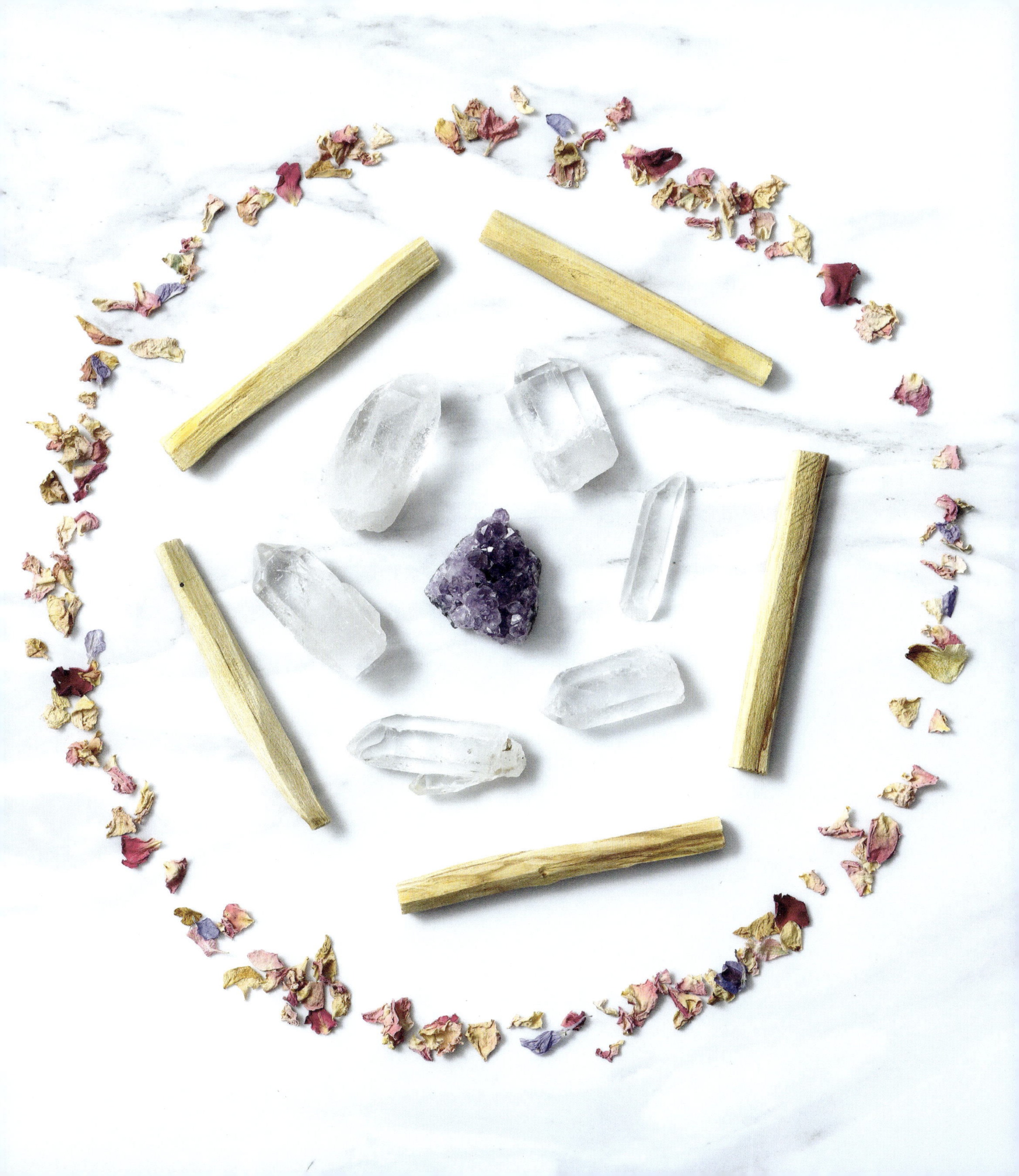

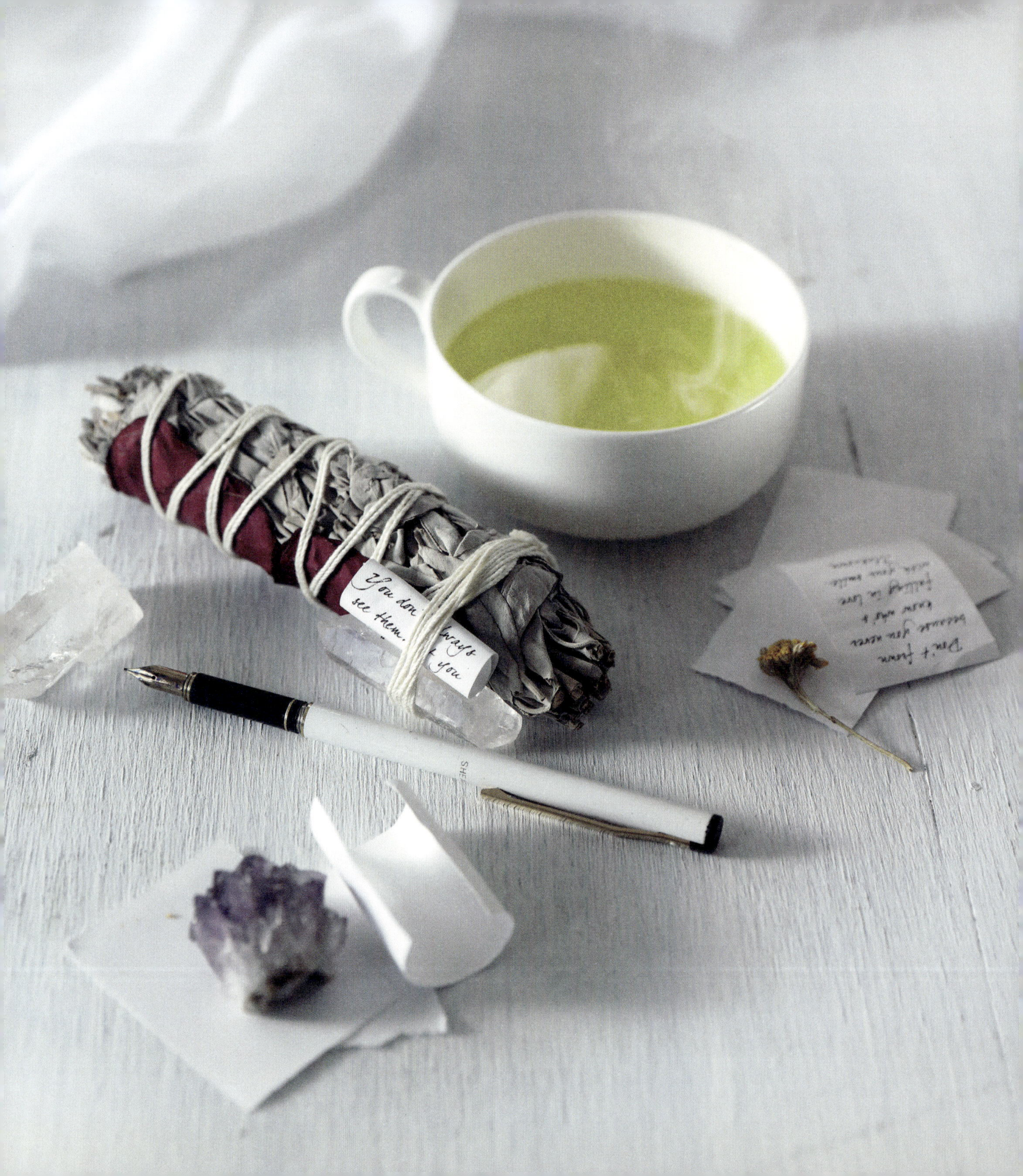

IHR GEBET

Ein Gebet ist eine Anrufung des Universums, das in diesem Rahmen dazu dient, Ihr Ritual zu begleiten und die bestimmte Absicht widerzuspiegeln, die Sie mit ihm verknüpfen. Hier sind ein paar Beispiele:

Wunder erbitten

»Vielen Dank für all die Wunder, die du auf perfekte Weise zur richtigen Zeit geschehen lässt.«

Die Fülle des Universums erfahren

»Vielen Dank für die Gesundheit, den Reichtum und die Fülle aus göttlicher Hand, die auf mich von allen Seiten einströmen.«

Schädliche Gewohnheiten loslassen

»Ich lasse alles vollständig und aus freiem Willen los, was mir nicht mehr dienlich ist. Alles ist gut.«

Selbstwertgefühl

»Ich mache mich bewusst frei von den Meinungen anderer. Sie haben keine Auswirkung auf mein Selbstwertgefühl.«

Körperliche Gesundheit

»Ich liebe meinen Körper und mein Körper erwidert diese Liebe.«

Sich selbst ausdrücken

»Das Göttliche spricht durch mich.«

SCHREIBEN SIE IHR EIGENES GEBET

Ihr Gebet sollte zumindest einmal während des Rituals gesprochen und dann im Laufe des Tages möglichst häufig wiederholt werden. Hier sind drei einfache Schritte, um Ihr eigenes Gebet zu schreiben:

1 | Formulieren Sie eine klare Absicht. Was wollen Sie genau erreichen?

2 | Wählen Sie zwei oder drei Schlüsselwörter aus, die Ihre Absicht wiedergeben.

3 | Schreiben Sie einen oder zwei Sätze, die das von Ihnen gewünschte Ergebnis auf den Punkt bringen. Sie sollten voll Dankbarkeit formuliert sein, so wie wenn das Ergebnis bereits erreicht worden wäre.

IHR PERSÖNLICHES RITUAL

Denken Sie daran, es gibt keinen falschen Weg, ein Ritual zu gestalten. Es liegt alles in Ihrer Hand, also können Sie nichts falsch machen. Das auf Sie abgestimmte Ritual kann alles enthalten, von einem einfachen Gang durch Ihr Zuhause mit einem Kräuterbündel bis hin zu einem persönlichen Räucherritual oder einer stillen Meditation. Sie sind frei, so kreativ zu werden, wie Sie wollen. So könnte Ihr Ritual von Anfang bis Ende aussehen:

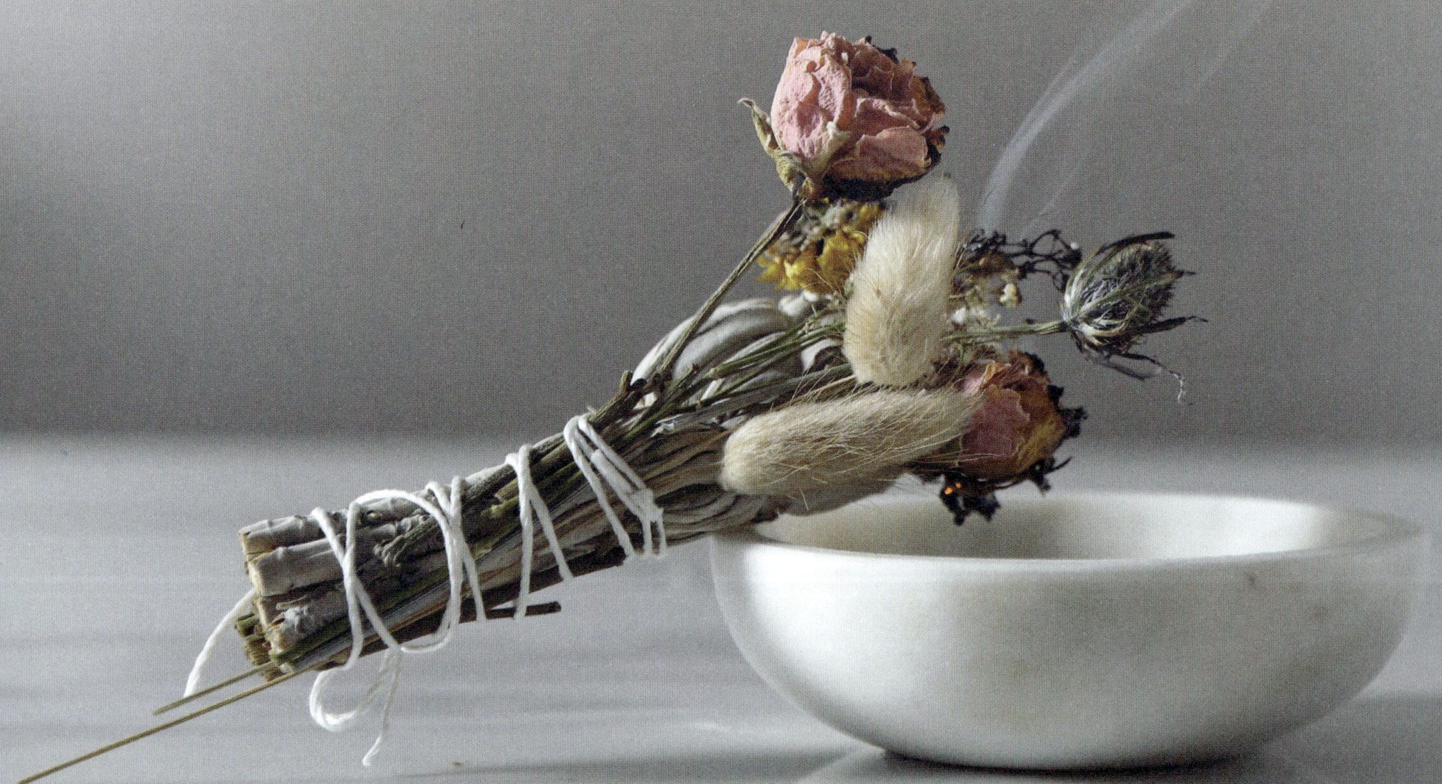

1 Formulieren Sie Ihre Absicht
Machen Sie sich das konkrete Ergebnis bewusst, das Sie erreichen wollen.

2 Wählen Sie eine Methode
Wollen Sie ein Kräuterbündel, einen Spray, ein Öl, eine Bademischung oder einen Tee verwenden? Welche Materialien benötigen Sie dafür? Gehört eine Visualisierung dazu?

3 Bereiten Sie Ihren Raum vor
Nehmen Sie sich Zeit, Ihren Raum aufzuräumen. Öffnen Sie die Fenster, damit niedere Energien und der Rauch entweichen können.

4 Schützen Sie Ihre Energie
Verbinden Sie sich mit Ihrer höheren Macht und bitten Sie um göttlichen Schutz.

5 Führen Sie Ihre Reinigung aus
Lassen Sie sich von Ihrer Kreativität leiten. Schreiten Sie durch Ihren Raum, während Sie den Rauch in jene Bereiche leiten, die Sie reinigen wollen, oder bleiben Sie einfach in stiller Meditation sitzen.

6 Schließen Sie das Ritual ab
Danken Sie Ihrer höheren Macht und sprechen Sie Ihr Gebet.

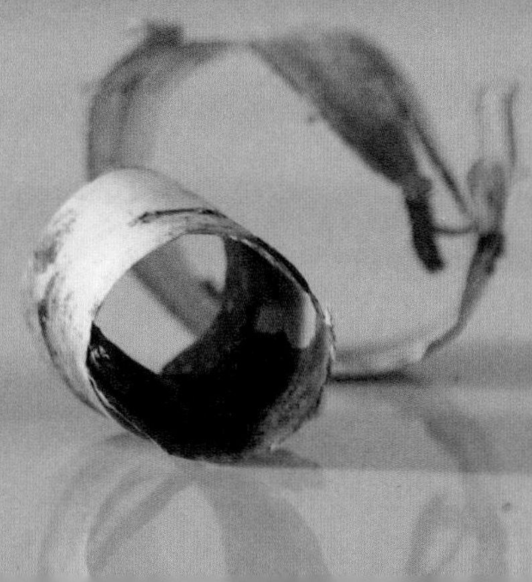

KAPITEL

4

RÄUCHERRITUALE FÜR ALLE FÄLLE

In diesem Kapitel finden Sie 30 handverlesene Mischungen und Rituale für einige der wichtigsten Lebensbereiche. Sie können sie an Ihre persönlichen Bedürfnisse anpassen und nur als Leitfaden benutzen. Oder Sie folgen jedem Schritt Wort für Wort, um sich keinen Kopf mehr um den genauen Ablauf machen zu müssen und sich gleich in den Spaß des energetischen Reinigens stürzen zu können.

1 VIEL GLÜCK

Freude · Wohlstand · Glück

Diese frisch duftende Mischung ist darauf ausgerichtet, das Glück in allen Lebensbereichen anzuziehen – von guter Gesundheit über glückliche Beziehungen bis hin zu materiellem Wohlstand. Nutzen Sie dieses einfache Ritual als Muntermacher an Tagen, an denen Ihnen die Energie fehlt, oder um Ihnen zu helfen, vor einem wichtigen Ereignis oder Fest Ihre Nerven zu beruhigen.

MISCHUNG

- *Mariengras*
- *Bambus*
- *Pfefferminze*
- *Violette Blüten aller Arten*
- *Orangenschale*
- *Sternanis*
- *Klee (optional)*

HEILSTEIN

- *Zitrin oder Pyrit*

MATERIAL

- *Goldfaden*
- *Hitzebeständige Schale*
- *Federstab*

Ritual

1 | Setzen Sie sich alleine und fern jeglicher Ablenkungen ruhig hin. Schließen Sie kurz Ihre Augen und bitten Sie Ihre geistigen Führer, Sie zu segnen und zu beschützen, während Sie das Ritual durchführen.

2 | Zünden Sie Ihr Bündel in einer hitzebeständigen Schale oder Muschelschale an.

3 | Während Sie Ihren Zitrin oder Pyrit in der Hand halten, schließen Sie die Augen und machen mehrere tiefe Atemzüge, bei denen Sie sich vorstellen, einen dunklen Nebel auszuatmen. Dieser Nebel symbolisiert die ganzen Spannungen, Ängste und den Stress. Beobachten Sie, wie er Ihren Körper verlässt und sich in dem Rauch auflöst.

4 | Wenn Sie sich bereit dazu fühlen, visualisieren Sie, wie der Heilstein, den Sie in der Hand halten, ein wunderschönes, goldenes Licht ausstrahlt, das beginnt, Sie ganz zu erfüllen. Stellen Sie sich vor, wie es Ihre Arme hinauf- und ihre Beine hinunterwandert. Atmen Sie es in Ihre Lungen ein und visualisieren Sie, wie es durch Ihren Hals bis hinauf in Ihren Kopf wandert.

5 | Das Bündel ist mit einem Goldfaden umwickelt, der Ihren Weg zu Wohlstand und Glück repräsentiert. Stellen Sie sich vor, wie Sie diesen goldenen Weg entlangschreiten und sich Ihre Ziele und Wünsche in aller Pracht erfüllen. Wenn Sie ankommen, breitet sich ein Gefühl der Vollendung in Ihnen aus, während Sie möglichst in allen Details beobachten, wie Sie Ihre Träume ausleben.

6 | Wenn Sie fertig sind, öffnen Sie die Augen. Nehmen Sie Ihren Federstab, um den Rauch über Ihren Körper zu fächeln, während Sie die Affirmation wiederholen, bis sich ein Gefühl der Vollendung einstellt. Danken Sie Ihren geistigen Führern und bitten Sie sie darum, das Ritual zu beenden.

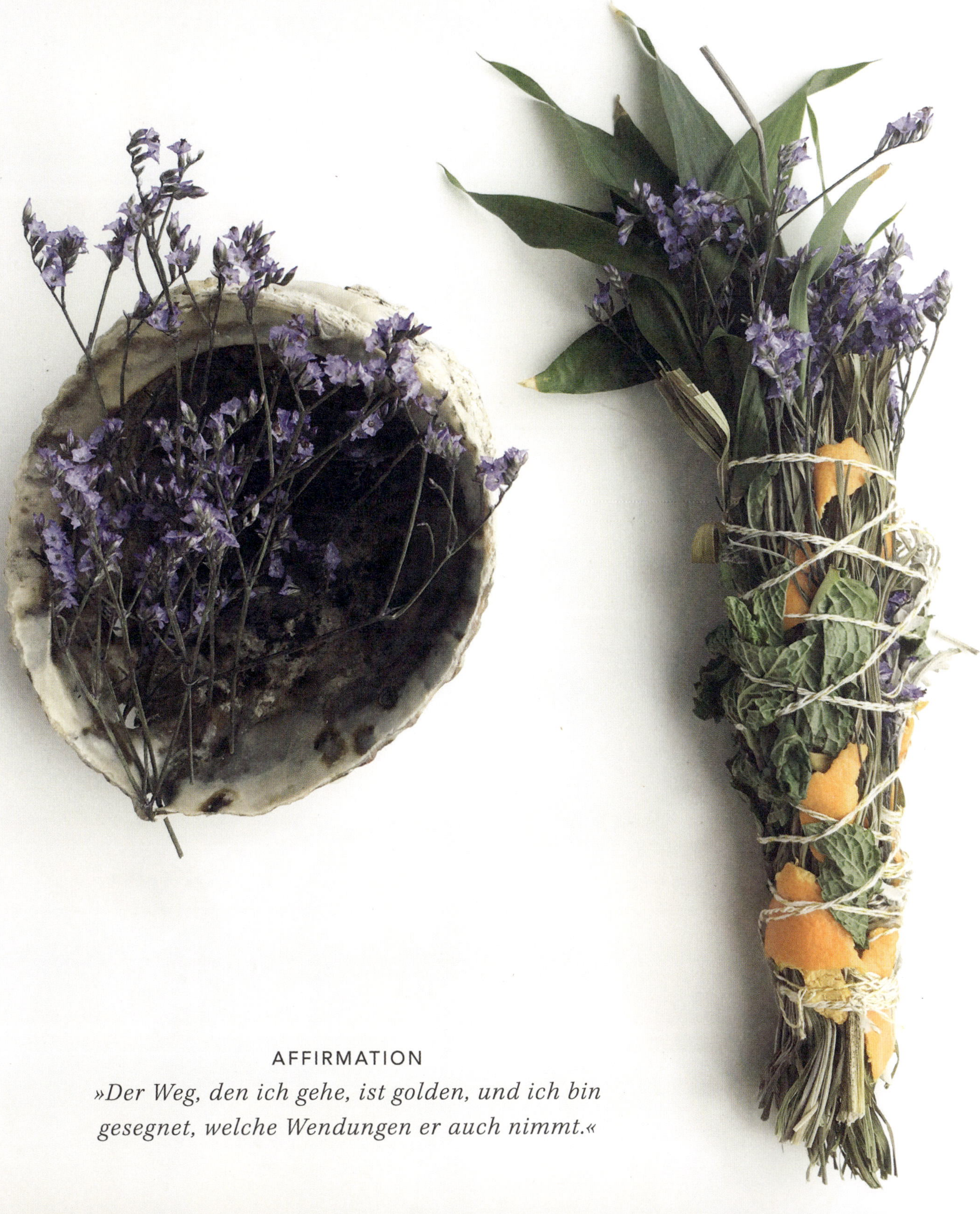

AFFIRMATION

»Der Weg, den ich gehe, ist golden, und ich bin gesegnet, welche Wendungen er auch nimmt.«

2 ROMANTIK

Liebe · Leidenschaft · Intimität

Diese Mischung ist dafür gedacht, eine tiefe, romantische Verbindung zu knüpfen. Räuchern Sie sie, um einen neuen Partner anzuziehen oder die Leidenschaft und Intimität in Ihrer aktuellen Liebesbeziehung zu vertiefen. Führen Sie dieses Ritual alleine oder mit Ihrem Partner aus. Machen Sie es einzigartig, indem Sie eine spezielle Absicht für Ihr Liebesleben formulieren.

MISCHUNG

- *Weißer Salbei*
- *Rose*
- *Ätherisches Geranien- oder Hibiskusöl (2-3 Tropfen)*
- *Dill*

HEILSTEIN

- *Bergkristall (zwei, falls Sie das Ritual mit Ihrem Partner ausführen)*

MATERIAL

- *Schnur*
- *Musik*
- *Hitzebeständige Schale*
- *Federstab*
- *Drei Zettel*
- *Ein Stift*
- *Drei rosa oder rote Kerzen*

Ritual

1 | Bringen Sie sich in Stimmung mit einem besonderen Song.

2 | Zünden Sie Ihr Kräuterbündel in einer hitzebeständigen Schale an und beginnen Sie, indem Sie den Rauch um sich (und Ihren Partner) fächeln. Schließen Sie Ihre Augen und bitten Sie Ihre höhere Macht, das Ritual mit bedingungsloser Liebe zu segnen.

3 | Nun, während Sie Ihren Bergkristall festhalten, formulieren Sie drei Absichten für Ihr Liebesleben: eine für Ihre Vergangenheit, eine für Ihre Gegenwart und eine für Ihre Zukunft. Bei einer Absicht für Ihre Vergangenheit können Sie beispielsweise sagen: »Ich beabsichtige alte Wunden aus meiner Beziehung mit (Namen einsetzen) hinter mir zu lassen.« Wenn Sie bereit sind, schreiben Sie diese drei Wünsche auf drei verschiedene Zettel.

4 | Ihre Kerzen sind als Symbole für die ewige Flamme der göttlichen Liebe bestimmt, die für Ihre Vergangenheit, Gegenwart und Zukunft brennt. Zünden Sie sie nun an.

5 | Rollen Sie den ersten Zettel (mit der Absicht für die Vergangenheit) zusammen und verbrennen Sie ihn ganz vorsichtig in Ihrer hitzebeständigen Schale. Halten Sie zur Sicherheit eine Schüssel voll Wasser bereit. Wiederholen Sie das mit den Zetteln für die Gegenwart und die Zukunft.

6 | Wenn Sie damit fertig sind, verteilen Sie den Rauch Ihres Kräuterbündels um sich herum und wiederholen Sie dabei die Affirmation.

7 | Dem Bergkristall wird nachgesagt, die Energie seines Besitzers anzunehmen. Ihr Heilstein ist nun mit den drei Absichten aufgeladen. Tragen Sie ihn mit sich, um Liebe anzuziehen. Falls Sie dieses Ritual mit Ihrem Partner ausgeführt haben, können Sie die Kristalle austauschen, um seine oder Ihre Energie ganz nahe bei sich zu haben.

AFFIRMATION

»Ich kappe liebevoll die Bande mit der Vergangenheit und widme mich ganz und gar der von Liebe erfüllten Gegenwart und Zukunft.«

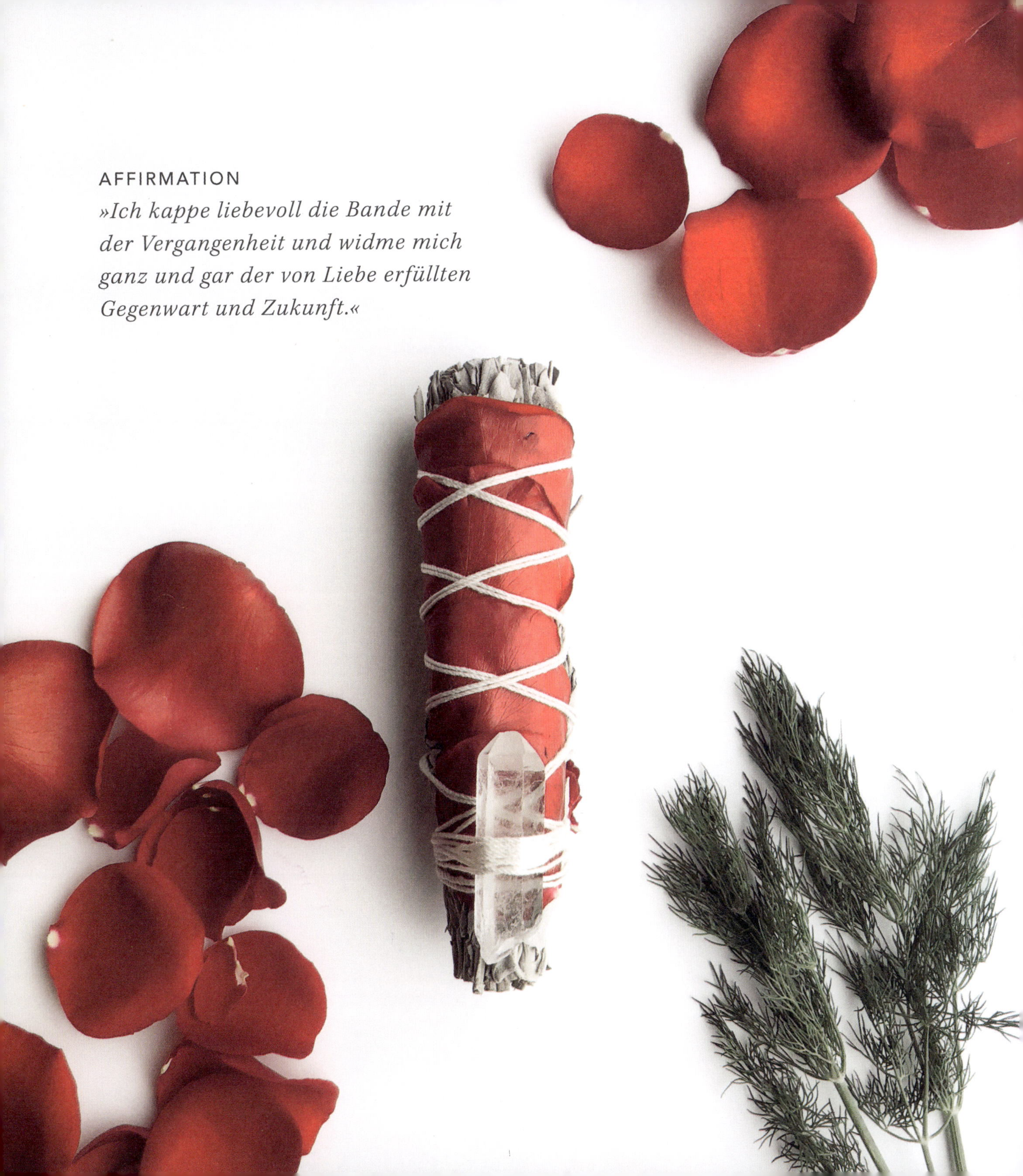

3 RAUS AUS DEN FEDERN!

Freude · Lebenskraft · Reinigung

Starten Sie bestens gelaunt in den Tag mit diesem wirkungsvollen Morgenritual, das eine belebende Aromamischung bietet, die bei Ihnen sofort den Turbo zündet. Integrieren Sie dieses Ritual in Ihren üblichen Tagesablauf oder führen Sie es gezielt an Tagen aus, an denen Ihre Energie und Konzentration besonders gefragt sind. Nachdem Sie Ihr Kräuterbündel gewickelt haben, verwenden Sie die restlichen Zutaten für einen beruhigenden Tee.

MISCHUNG

- *Zitronen, Schale für das Bündel und Saft für den Tee*
- *Zitronengras, Extraportion für den Tee*
- *Rosmarin, Extraportion für den Tee*
- *Pfefferminze, Extraportion für den Tee*
- *Vanilleschoten, Extraportion für den Tee*
- *Himbeeren für den Tee*
- *Lavendel für das Bündel*

MATERIAL

- *Schnur*
- *Wasser (500 ml)*
- *Kochtopf*
- *Zwei hitzebeständige Schalen*
- *Federstab*
- *Teetasse*

Ritual

1 | Nachdem Sie Ihr Kräuterbündel gewickelt haben, legen Sie die Extrazutaten zur Seite und bringen Sie einen kleinen Topf Wasser zum Kochen.

2 | Pressen Sie zwei Zitronen aus und gießen Sie den Saft in eine hitzebeständige Schale. Geben Sie Zitronengras, Rosmarin, Pfefferminze, eine Vanilleschote und die Himbeeren dazu.

3 | Gießen Sie kochendes Wasser über die Zutaten in der hitzebeständigen Schüssel und lassen Sie dann den Tee abkühlen, bis Sie ihn trinken können.

4 | Wenn der Tee fertig ist, setzen Sie sich an einen ruhigen Ort und bitten Ihre höhere Macht, das Ritual zu segnen.

5 | Räuchern Sie Ihr Kräuterbündel in einer anderen hitzebeständigen Schale und schauen Sie in den emporsteigenden Rauch. Lassen Sie nun den Tag von Anfang bis Ende vor Ihrem geistigen Auge ablaufen. Lassen Sie Ihren Geist friedlich umherschweifen, während Sie sich vorstellen, wie sich alles bestmöglich fügt. Das Ziel ist, sich selbst in einen Geisteszustand voll freudiger Erwartung und Dankbarkeit für all den Segen, der Sie erwartet, zu versetzen.

6 | Wenn Sie Ihren Tee ausgetrunken haben, löschen Sie Ihr Kräuterbündel und bewahren es für einen anderen Tag auf.

7 | Sagen Sie Ihre Affirmation auf, um das Ritual zu beenden, und danken Sie Ihrer höheren Macht.

AFFIRMATION

»Meine Tasse ist gefüllt
mit unendlich viel Gutem.«

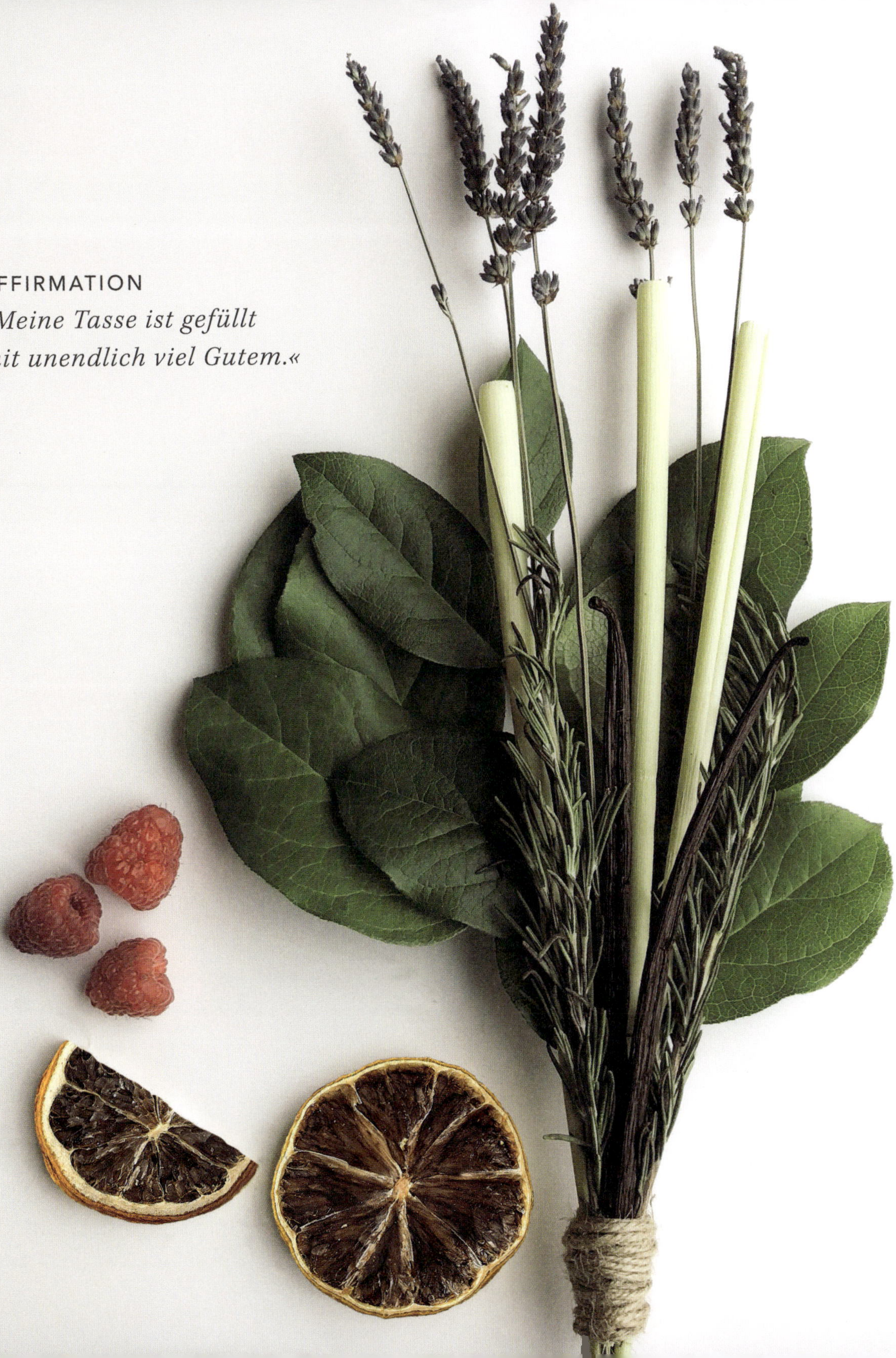

4 SÜSSE TRÄUME

Erholsamer Schlaf · Entspannung · Geführte Träume

Tauchen Sie ein in einen friedlichen Schlaf und in geführte Träume mit diesem beruhigenden Schlafritual, das dazu dienen soll, Ihren Geist zu beruhigen und den ganzen Stress eines anstrengenden Tages hinter sich zu lassen. Dieses einfach und schnell auszuführende Ritual ist für den täglichen Gebrauch gedacht. Der leichte und beruhigende Duft wird dafür sorgen, dass Sie sich jeden Tag darauf freuen, ins Bett zu gehen.

MISCHUNG

- *Gefiltertes Quellwasser*
- *Ätherisches Lavendelöl (10 Tropfen)*
- *Ätherisches Vanilleöl (8 Tropfen)*
- *Ätherisches Orangenöl (8 Tropfen)*
- *Ätherisches Jasminöl (2 Tropfen)*
- *Hamameliswasser (2 Esslöffel)*

HEILSTEIN

- *Amethyst*

MATERIAL

- *Sprühflasche (50 ml)*

Ritual

1 | Füllen Sie ein Drittel Ihrer Sprühflasche mit gefiltertem Quellwasser. Geben Sie die restlichen Zutaten für die Mischung hinzu.

2 | Reinigen Sie Ihren Amethyst, indem Sie ihn ins Wasser halten und Ihre höhere Macht darum bitten, ihn mit göttlicher Weisheit und Harmonie aufzuladen. Geben Sie ihn in die Sprühflasche und schütteln Sie die Mischung gut durch.

3 | Schließen Sie die Augen und denken Sie an eine Sache an diesem Tag, für die Sie dankbar sind.

4 | Öffnen Sie die Augen und versprühen Sie die Mischung vor sich. Atmen Sie sie tief ein.

5 | Wiederholen Sie die Schritte 3 und 4 noch zweimal.

6 | Nachdem Sie an drei Sachen gedacht haben, für die Sie dankbar sind, besprühen Sie Ihr Bettkissen, schalten Sie das Licht aus und kuscheln Sie sich ins Bett. Atmen Sie dabei tief ein und aus und wiederholen Sie Ihre Affirmation bei jeder Ausatmung, bis Ihr Geist davondriftet.

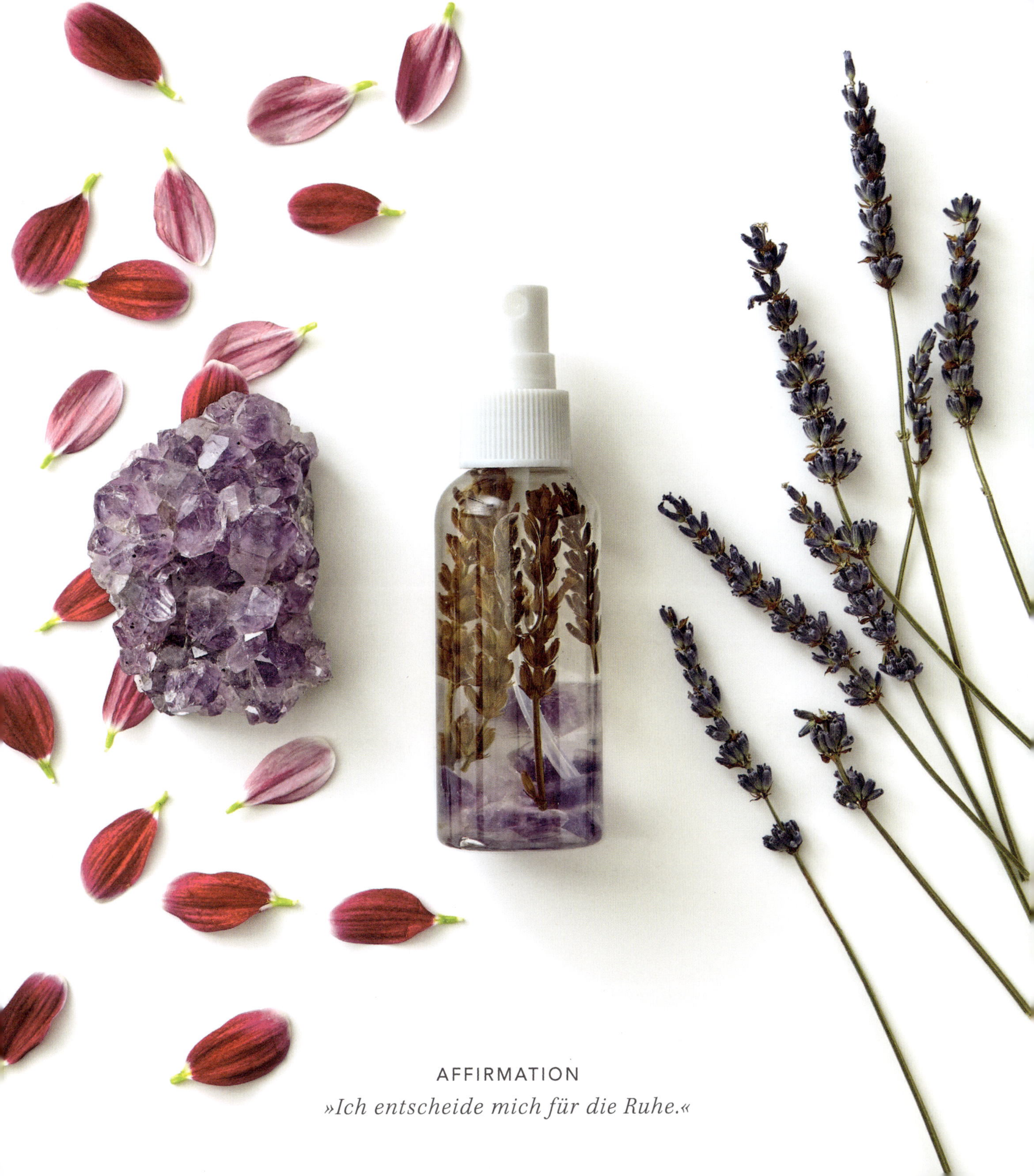

AFFIRMATION

»Ich entscheide mich für die Ruhe.«

5 DAS WORT ERGREIFEN

Bestimmtheit · Klare Kommunikation · Authentizität

Entfesseln Sie Ihre Stimme mit diesem wirkungsvollen Ritual, das Sie dabei unterstützen soll, Energieblockaden im Halschakra – Ihrem Kommunikationszentrum – zu lösen. Unter Zuhilfenahme der Energie des Kyanits, eines graublauen Edelsteins, der bekannt dafür ist, die Kommunikation zu fördern, dient Ihnen diese einzigartige Mischung dazu, sich mit Ihrem authentischen, mutigen und durchsetzungsfähigen Selbst zu verbinden. Wenden Sie dieses Ritual vor wichtigen Vorträgen, Sitzungen oder Telefonkonferenzen an.

MISCHUNG

- *Kamille*
- *Ingwer*
- *Lavendel*
- *Mädesüß*
- *Thymian*
- *Weißer Salbei*
- *Blaue Blumen jeder Art*

HEILSTEIN

- *Kyanit (oder ein anderer blauer Heilstein)*

MATERIAL

- *Schnur, plus blaue Schnur zum Anbinden des Heilsteins*
- *Hitzebeständige Schale*
- *Federstab*

Ritual

1 | Umwickeln Sie Ihre Mischung eng mit einer Schnur. Verwenden Sie die blaue Schnur, um einen Kyanit am unteren Ende zu befestigen. Die Farbe Blau spielt eine wichtige Rolle, da sie in Verbindung mit dem Halschakra, dem energetischen Zentrum für die Kommunikation, steht.

2 | Entzünden Sie Ihr Kräuterbündel in einer hitzebeständigen Schale und fächeln Sie den Rauch sanft zu sich hin. Bitten Sie dabei Ihre höhere Macht, Sie beim Reinigen jeglicher Energieblockaden zu unterstützen. Stellen Sie die Schale zur Seite und schließen Sie die Augen.

3 | Nehmen Sie nun mehrere tiefe Atemzüge und stellen Sie sich vor, dass der Rauch ein volles Königsblau annimmt. Atmen Sie diese Farbe ein und erlauben Sie ihr, durch Ihren Körper zu fließen. Halten Sie den Atem kurz an und atmen Sie dann wieder aus. Stellen Sie sich vor, dass der Atem, der Ihren Körper verlässt, braun ist. Diese Farbe symbolisiert die Energieblockade, die nun aus Ihnen entweicht.

4 | Wenn Sie das Gefühl haben, dass Sie alles ausgeatmet haben, was Sie zurückgehalten hat, öffnen Sie die Augen und wiederholen mehrmals Ihre Affirmation mit klarer Stimme.

5 | Danken Sie Ihrer höheren Macht, um das Ritual zu beschließen.

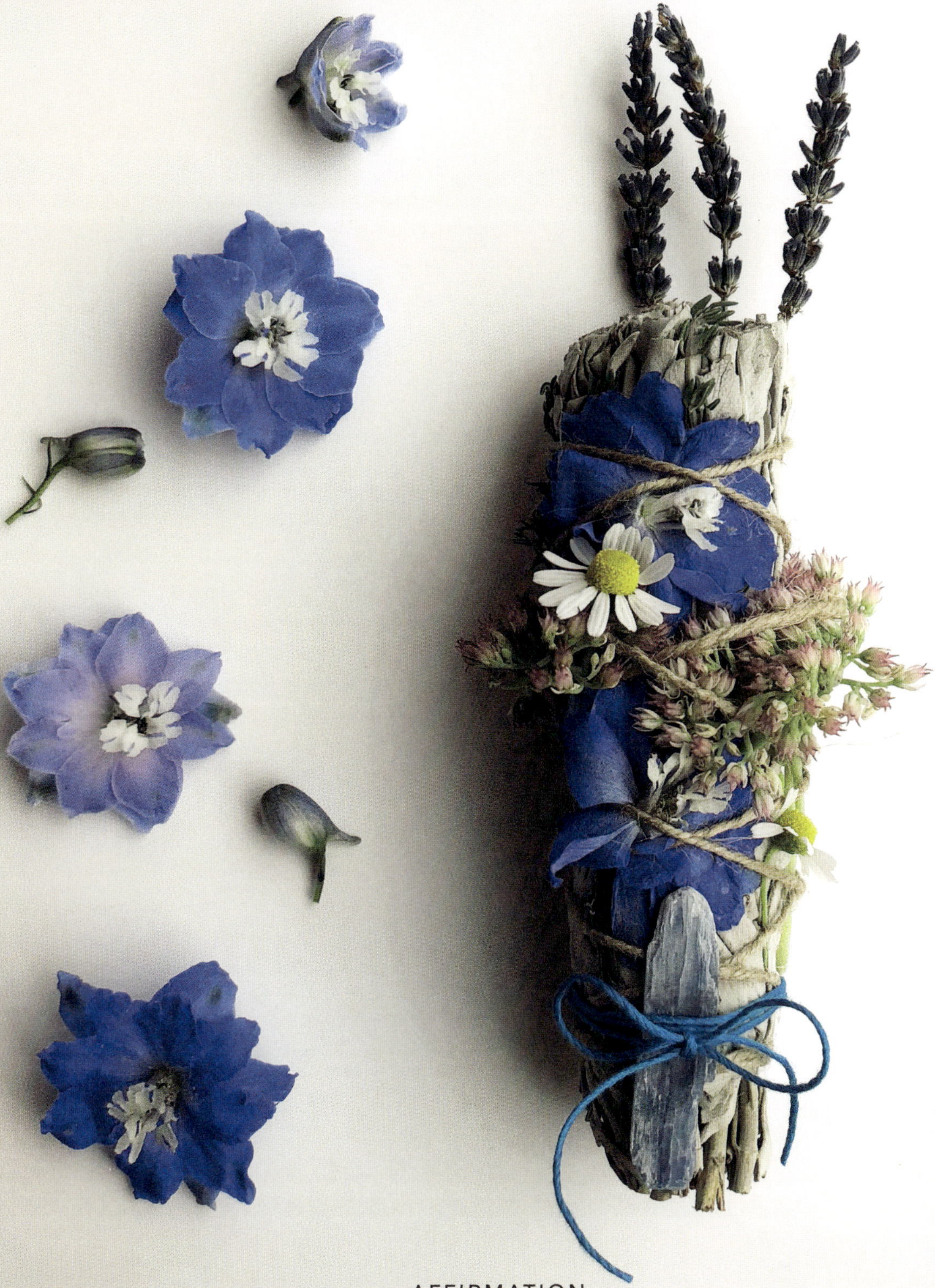

AFFIRMATION

»Ich drücke mich selbst vollkommen frei und zur Gänze mit der Stimme der Liebe aus.«

6 ALLZWECKMITTEL

Absicht formulieren · Neuorientierung · Regeneration

Wenden Sie dieses Ritual als einfaches Rezept an, wenn Sie negative Energien aller Arten loslassen wollen. Erlauben Sie dieser mächtigen Mischung, Sie dabei zu unterstützen, schlechte Angewohnheiten und Glaubenssätze hinter sich zu lassen und Ihren Fokus auf einen Kurs auszurichten, der Sie voranbringt.

MISCHUNG

- *Weißer Salbei*
- *Eukalyptus*
- *Schleierkraut*
- *Violette Blumen jeder Art*
- *Basilikum (optional)*

HEILSTEIN

- *Amethyst*

MATERIAL

- *Schnur*
- *Hitzebeständige Schale*
- *Federstab*

Ritual

1 | Zünden Sie Ihre Mischung an und legen Sie sich an einem ruhigen, gemütlichen Ort hin. Schließen Sie die Augen und bitten Sie Ihre höhere Macht, das Ritual zu segnen.

2 | Stellen Sie sich vor, dass Sie an einem wunderbaren Sandstrand stehen. Aus dem Augenwinkel betrachtet fällt Ihnen ein funkelnder violetter Kristall auf. Es handelt sich um den atemberaubend schönsten Amethyst, den Sie jemals gesehen haben. Der Amethyst wird oft als »Meisterheiler« bezeichnet, da er in vielen Fällen nützlich sein kann. Sie gehen hin und heben ihn auf. Sofort spüren Sie, wie er damit beginnt, an Ihrer aktuellen Situation zu arbeiten.

3 | Als Sie nach vorne schauen, erstreckt sich ein bezaubernder violetter See vor Ihren Augen. So etwas haben Sie noch nie gesehen und sogleich spüren Sie eine Verbindung mit diesem heilenden Gewässer. Sie werden magisch angezogen und verspüren das Bedürfnis, in das Wasser zu steigen.

4 | Als Sie glückselig in der Morgensonne im Wasser dahintreiben, beginnt ein warmes, kribbelndes Gefühl sich in Ihrem Körper auszubreiten. Es fängt an Ihrem Scheitel an und bewegt sich hinunter über Ihren Hals und Ihre Wirbelsäule, durch Ihre Brust und Ihren Bauch, und weiter Ihre Beine hinunter. Als es Ihre Zehenspitzen erreicht, merken Sie, dass die ganzen Verspannungen in Ihrem Körper wie weggeblasen sind, aufgenommen von dem magischen See, auf dem Sie friedlicher denn je dahingleiten.

5 | Sie genießen diese neue Ruhe so sehr, dass Sie sich entschließen, eine neue Absicht für Ihr Leben zu formulieren, die Sie mit aller Kraft umsetzen wollen. Den besonderen Amethyst immer noch in der Hand haltend, sprechen Sie diese Absicht laut aus, bevor Sie den Amethyst dem Wasser übergeben und ihn bis zum Grund sinken lassen.

6 | Danken Sie Ihrer höheren Macht, um das Ritual zu beenden. Wiederholen Sie Ihre Affirmation mehrere Male den ganzen Tag über und behalten Sie den Amethyst bei sich.

AFFIRMATION

»Ich lass los, was mir nicht länger dienlich ist und widme mich ganz … (Ihre Absicht ergänzen).«

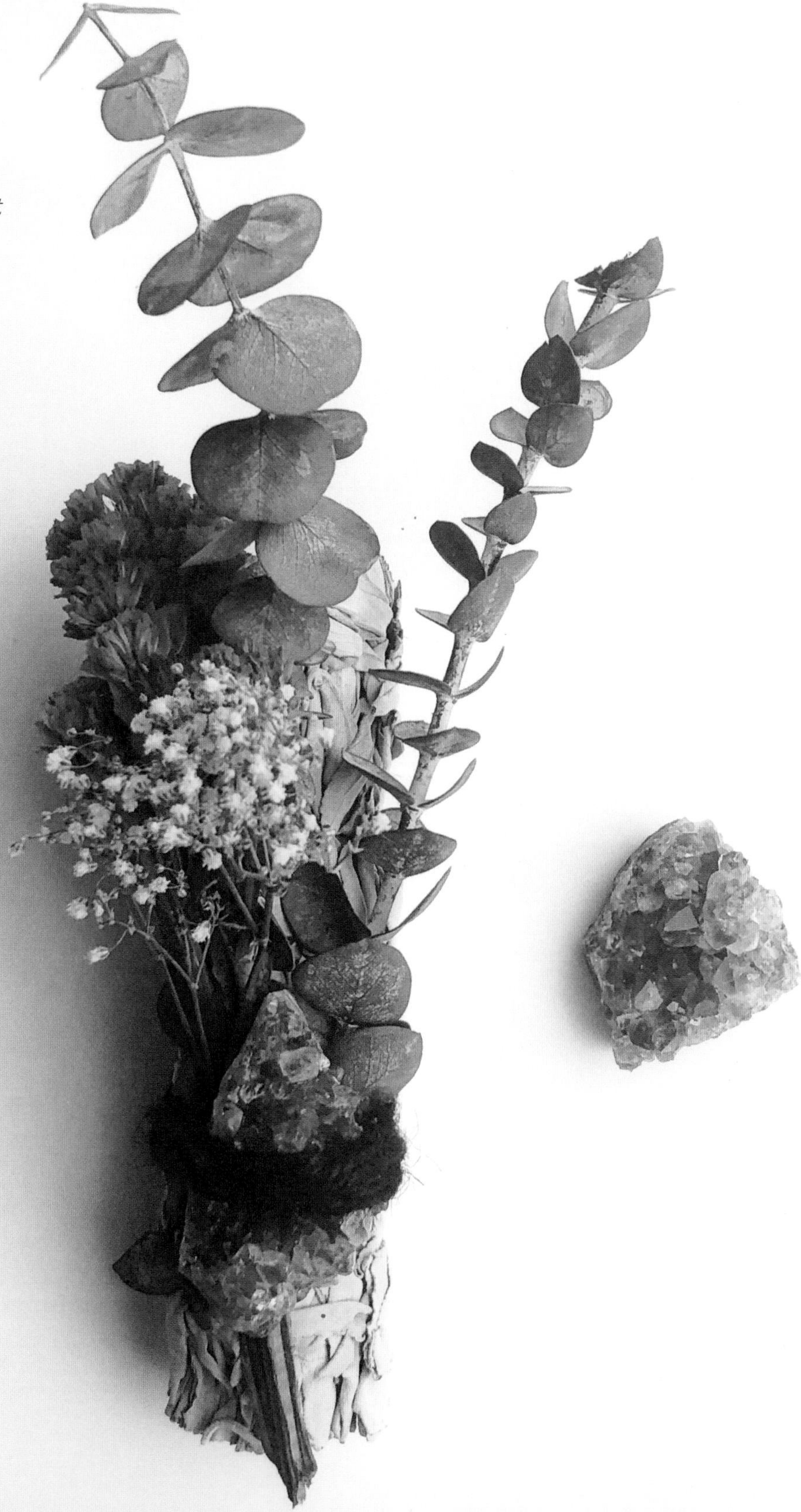

7

TRAUTES HEIM

Raumreinigung · Einweihungsfeier · Neues Zuhause

Dieses Ritual ist dafür gedacht, die Energie in Ihrem Heim zu erneuern und zu stärken sowie Ihre Umgebung von negativen Schwingungen zu reinigen. Ihr Zuhause ist ein Teil von Ihnen und hat eine große Auswirkung darauf, wie Sie sich jeden Tag fühlen. Darauf ausgerichtet, generell das Wohlbefinden zu steigern, kann dieses Ritual ausgeführt werden, wenn Sie in ein neues Zuhause ziehen, nachdem ein Gast eingezogen ist – oder in Form einer regelmäßigen energetischen Reinigung. Diese Mischung eignet sich auch gut als Mitbringsel bei einer Einweihungsfeier oder einem Besuch.

MISCHUNG

- *Mariengras*
- *Kiefer*
- *Weißer Salbei*
- *Schafgarbe*
- *Basilikum (optional)*

HEILSTEIN

- *Zitrin*
- *Rosenquarz*

MATERIAL

- *Pfeilspitze aus Obsidian*
- *Schnur*
- *Hitzebeständige Schale*
- *Federstab*

Ritual

1 | Bereiten Sie Ihr Zuhause vor, indem Sie es gründlich putzen. Staubsaugen Sie, wischen Sie die Böden und räumen Sie so viel wie möglich auf.

2 | Öffnen Sie alle Fenster in Ihrem Zuhause, damit die abgestandene Energie entweichen kann.

3 | Platzieren Sie Ihre Heilsteine nach den folgenden Feng-Shui-Regeln: den Zitrin in die hinterste linke Ecke Ihres Zuhauses, ausgehend von der Eingangstür; den Rosenquarz in einen stark frequentierten Raum, wie etwa dem Wohnzimmer oder der Küche; und die Pfeilspitze aus Obsidian vor der Eingangstür unter dem Fußabtreter.

4 | Zünden Sie Ihr Kräuterbündel in einer hitzebeständigen Schale an. Beginnen Sie im untersten Stock Ihres Zuhauses damit, zunächst sich selbst mit dem Rauch zu befächeln. Bitten Sie Ihre höhere Macht, Sie dabei zu unterstützen, die ganze negative Energie in Ihrem Energiekörper und in Ihrer Umgebung zu vertreiben.

5 | Gehen Sie langsam durch Ihr Zuhause, wiederholen Sie dabei Ihre Affirmation und fächeln Sie den Rauch mit Ihrem Federstab in Richtung aller vier Wände in jedem Raum.

6 | Wenn sich der Rauch aufgelöst hat, können Sie die Fenster schließen. Als Zeichen für das Ende des Rituals danken Sie Ihrer höheren Macht.

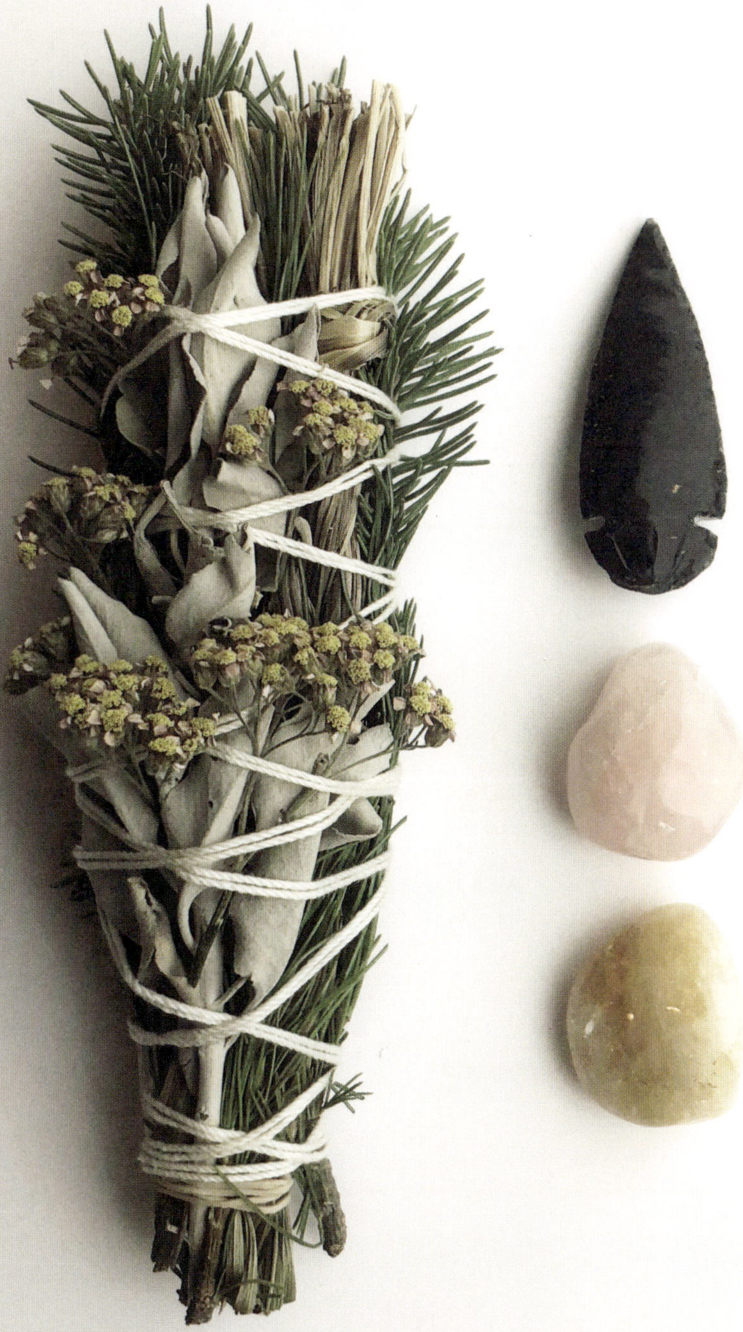

AFFIRMATION

»Ich befreie diesen Raum von aller negativen Energie. Nur positive Energie hat hier Einfluss.«

8 SELBSTVERTRAUEN

Mut · Selbstbewusstsein · Stärke

Diese einfache Mischung kombiniert drei wirkungsvolle ätherische Öle, um Ihr Selbstvertrauen zu stärken und Ihre energetische Schwingung zu erhöhen. Wenden Sie dieses Ritual vor einer wichtigen Präsentation in der Arbeit, einem beruflichen Termin oder zu einem anderen Zeitpunkt an, wenn Sie Mut und Kraft benötigen.

MISCHUNG

- *Gefiltertes Quellwasser*
- *Ätherisches Orangenöl (12 Tropfen)*
- *Ätherisches Lavendelöl (7 Tropfen)*
- *Ätherisches Patschuliöl (7 Tropfen)*
- *Hamameliswasser (2 Esslöffel)*

HEILSTEIN

- *Kleiner Karneol*

MATERIAL

- *Sprühflasche (50 ml)*

Ritual

1 | Füllen Sie ein Drittel Ihrer Sprühflasche mit gefiltertem Quellwasser. Geben Sie die restlichen Zutaten für die Mischung hinzu.

2 | Reinigen Sie Ihren Karneol, indem Sie ihn ins Wasser halten und Ihre höhere Macht darum bitten, ihn mit Selbstvertrauen, Mut und Stärke aufzuladen.

3 | Legen Sie den Karneol in die Flasche und verschließen Sie sie gut. Schütteln Sie die Mischung gut durch.

4 | Versprühen Sie die Mischung vor sich und atmen Sie tief ein, während Sie leise die Affirmation aufsagen. Sie können das den ganzen Tag über stets wiederholen, wenn Sie das Bedürfnis dazu haben.

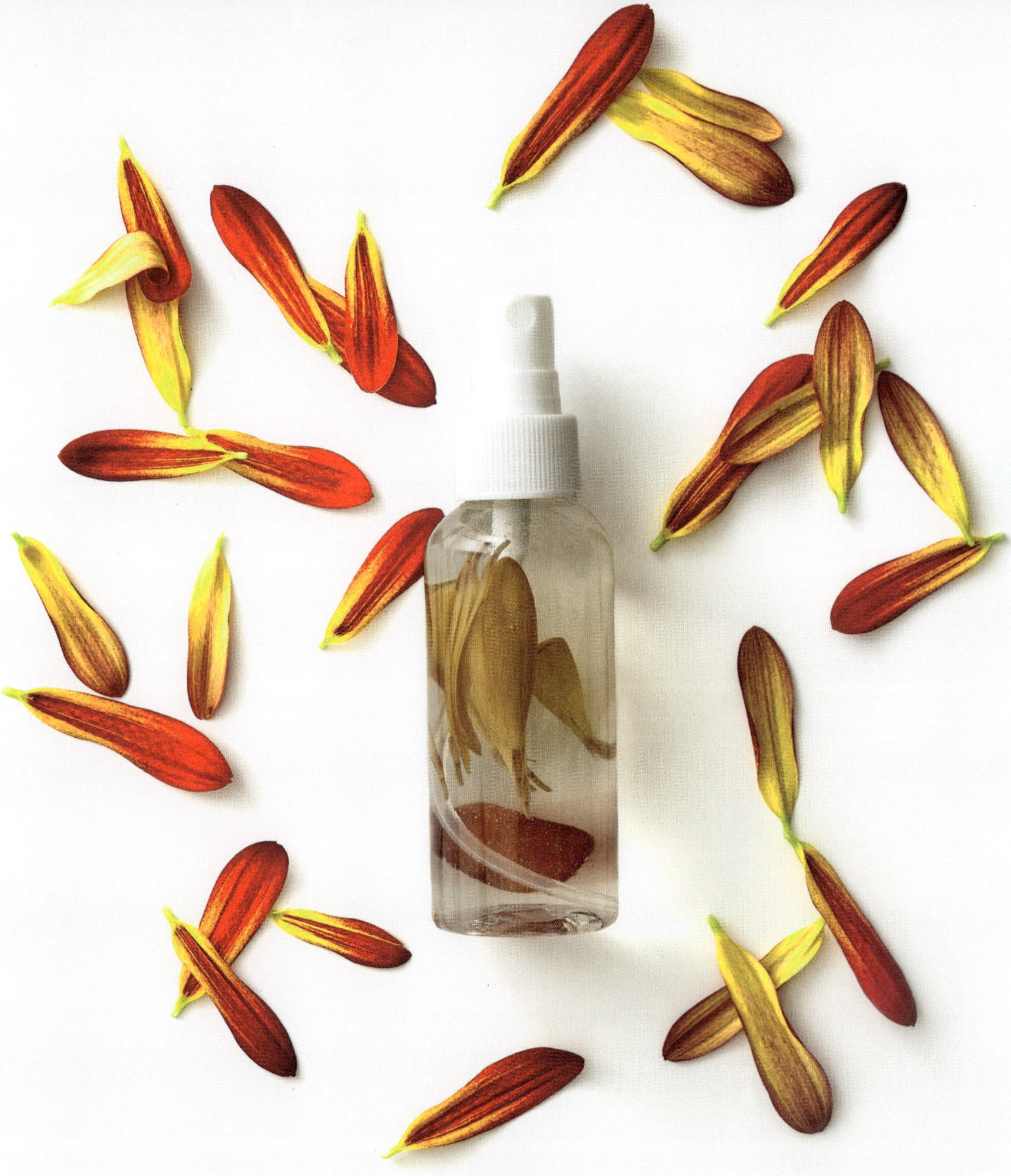

AFFIRMATION

»Ich lenke mein Schicksal mit Weisheit, Überzeugung und Selbstvertrauen.«

9 WEISHEIT DER SEELE

Intuition · Inneres Wissen · Reinheit

Diese Mischung wurde geschaffen, um Ihre spirituelle Erkenntnisfähigkeit und Ihre Verbindung zu Ihren natürlichen medialen Fähigkeiten zu stärken. Wenden Sie es jederzeit an, wenn Sie spirituelle Einsichten, Weisheit und Klarheit benötigen. Üben Sie dieses Ritual täglich oder so oft wie möglich aus, um Ihre Intuition zu fördern.

MISCHUNG

- *Palo Santo*
- *Lavendel*
- *Schafgarbe*
- *Schleierkraut*

HEILSTEIN

- *Amethyst*

MATERIAL

- *Schnur*
- *Weiße Kerze*
- *Hitzebeständige Schale*
- *Federstab*

Ritual

1 | Zünden Sie Ihre Kerze an und setzen Sie sich so hin, wie es für Sie angenehm ist. Bitten Sie Ihre höhere Macht, dieses Ritual zu segnen und zu beschützen sowie alle niederen Energien von Ihnen fernzuhalten und jegliche Blockaden in Ihrem Bewusstsein aufzulösen.

2 | Benützen Sie die Kerzenflamme, um Ihr Kräuterbündel in einer hitzebeständigen Schale anzuzünden und fächeln Sie sich vorsichtig den Rauch zu.

3 | Legen Sie nun den Amethyst auf Ihre Handfläche, schließen Sie die Augen und beruhigen Sie Ihren Geist. Der Amethyst ist ein sehr mächtiger Stein, der bekannt dafür ist, das spirituelle Bewusstsein und die medialen Fähigkeiten zu unterstützen. Versuchen Sie, alle Gedanken auszuschalten und sich einfach mit der Energie Ihres Heilsteins zu verbinden.

4 | Visualisieren Sie nun, wie eine violette Energie von dem Kristall auf Ihre Hand übergeht und allmählich den Arm hinaufwandert und den restlichen Körper umgibt.

5 | Sobald Sie das Gefühl haben, von dieser warmen, violetten Energie umhüllt zu sein, ist es Zeit für Ihre Affirmation, die diesmal als Frage formuliert ist: »Was willst du mich wissen lassen?«

6 | Klären Sie Ihren Geist und warten Sie einfach auf die Antwort. Versuchen Sie, nichts zu erzwingen. Beobachten Sie einfach nur alles – Bilder, Geräusche, Worte oder Gefühle –, was in Ihrem Bewusstsein auftaucht.

7 | Wenn Sie das Gefühl haben, dass das Ritual vollendet ist, löschen Sie die Kerze und das Kräuterbündel und danken Sie Ihrer höheren Macht.

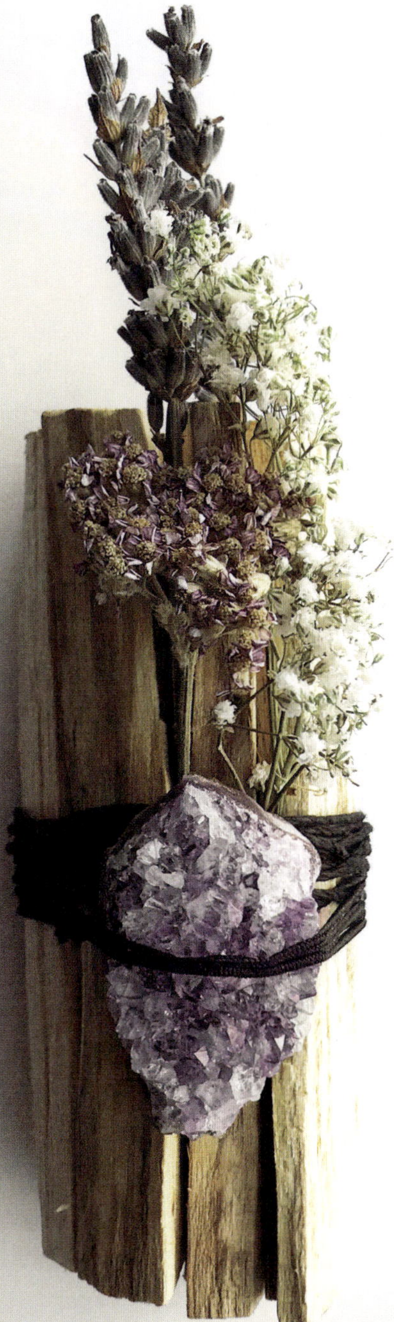

AFFIRMATION

»Was willst du mich wissen lassen?«

10 VERJÜNGUNG

Entspannung · Regeneration · Gelassenheit

Beleben Sie Ihren Geist mit dieser wirkungsvollen Entspannungsmischung, die ganz zweckmäßig zu einer Badekugel geformt ist. Die kräftigende Kombination aus Mariengras und Eukalyptus dient dazu, Ihre Nerven zu beruhigen, Stress abzubauen und Ihnen nach einem harten Tag zu helfen, Ihre Batterien wieder aufzuladen.

MISCHUNG

- *Backsoda (115 g)*
- *Bittersalz (60 g)*
- *Stärkemehl (30 g)*
- *Zitronensäure (60 g)*
- *Getrocknete Lavendelblüten (2 Esslöffel; optional)*
- *Kokosnussöl (3 Teelöffel)*
- *Ätherisches Zitronengrasöl/ Lemongrassöl (1 Teelöffel)*
- *Ätherisches Eukalyptusöl (1 Teelöffel)*
- *Seifenfarbe (1-3 Tropfen)*
- *Wasser (1 Esslöffel)*
- *Kamillenblüten*

MATERIAL

- *Mischschale*
- *Messbecher*
- *Schneebesen*
- *Badekugelform*
- *Löffel*

Ritual

1 | Verquirlen Sie in einer großen Mischschale Backsoda, Bittersalz, Stärkemehl, Zitronensäure und (falls gewünscht) getrocknete Lavendelblüten.

2 | Mischen Sie in einer kleinen Tasse das Kokosnussöl, die ätherischen Öle und die Seifenfarbe mit dem Wasser.

3 | Geben Sie die Flüssigkeit ganz langsam in die große Schale hinzu und rühren Sie dabei schnell um. Dies muss in kleinen, dosierten Einheiten geschehen, um die Mischung nicht zu aktivieren.

4 | Drücken Sie eine Kamillenblüte in die Mitte der einen Hälfte der Badekugelform und füllen Sie sie mit der Mischung. Sobald beide Hälften der Form gefüllt sind, pressen Sie sie zusammen und schließen Sie sie. Lassen Sie das Ganze 30 Minuten im Kühlschrank oder über Nacht bei Zimmertemperatur auskühlen.

5 | Wenn es so weit ist, klopfen Sie mit einem Löffel von außen an die Form, bevor Sie die Badekugel herausnehmen.

6 | Geben Sie die Kugel in die Badewanne, wann immer Sie Stress abbauen und sich neu ordnen wollen. Während Sie diese duftende Mischung in sich aufsaugen, atmen Sie tief und entspannt. Unterdessen sagen Sie im Geiste die einfache aber wirkungsvolle Affirmation »Ich bin das, was ich bin« auf, die Ihnen dabei helfen soll, sich enger verbunden mit Ihrem höheren Selbst zu fühlen.

AFFIRMATION

»Ich bin das, was ich bin.«

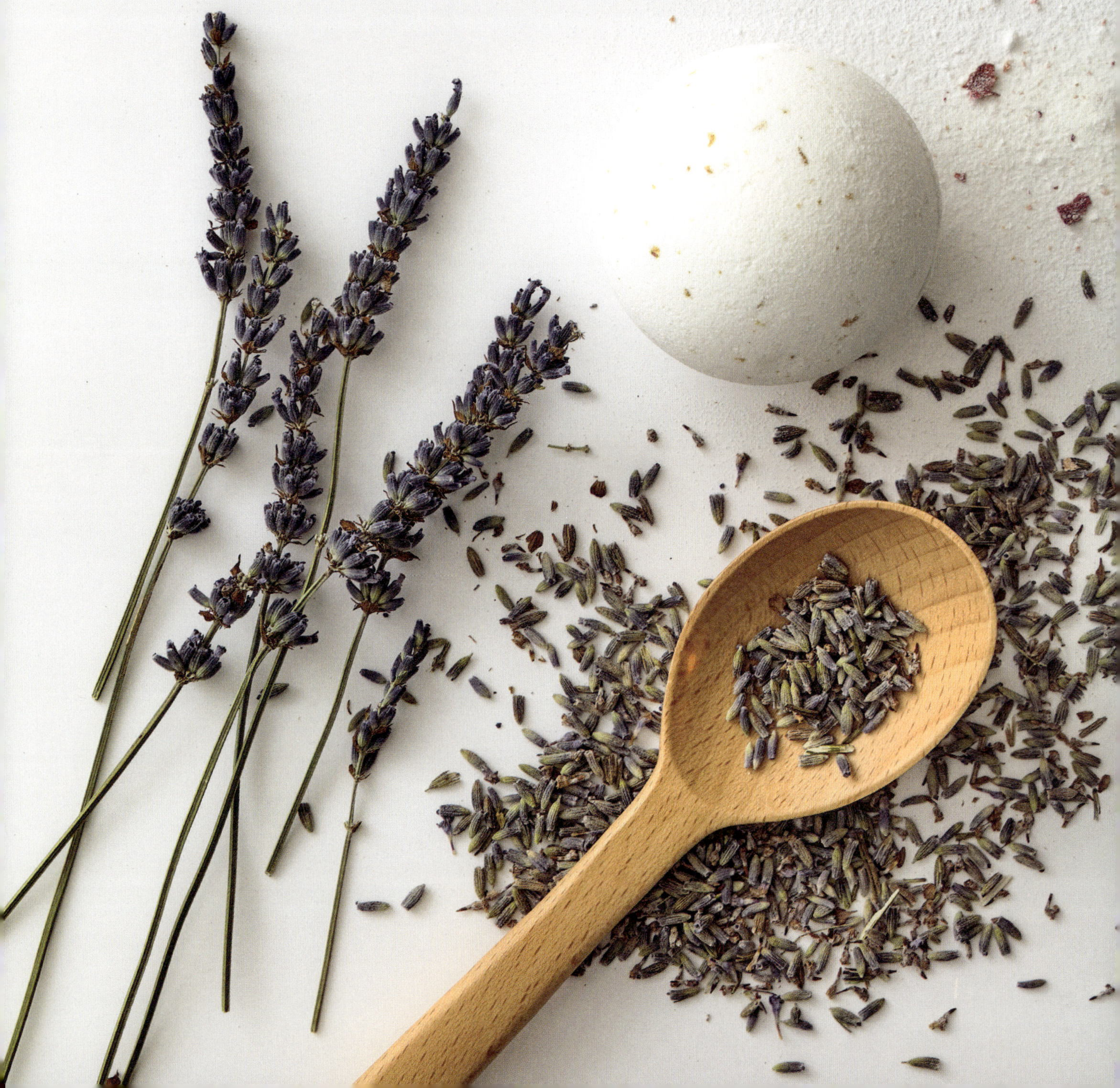

11 GUTE SCHWINGUNGEN

Energieschub · Freude · Positive Ergebnisse

Wenden Sie dieses Ritual als ein schnell wirkendes Stärkungsmittel mehrmals am Tag an oder immer dann, wenn Sie es brauchen. Dieser dynamische Duft soll Ihnen zu einem sowohl körperlichen als auch geistigen Energieschub verhelfen und für unverhofftes Glück, Liebe und positive Ergebnisse sorgen.

MISCHUNG

- *Gefiltertes Quellwasser*
- *Ätherisches Grapefruitöl (10 Tropfen)*
- *Ätherisches Pfefferminzöl (10 Tropfen)*
- *Ätherisches Rosmarinöl (5 Tropfen)*
- *Ätherisches Vanilleöl (5 Tropfen)*
- *Hamameliswasser (1 Esslöffel)*
- *1 Tonkabohne*

HEILSTEIN

- *Kleiner Zitrin*
- *Kleiner Rosenquarz*

MATERIAL

- *Sprühflasche (50 ml)*
- *Stößel und Mörser*

Ritual

1 | Füllen Sie ein Drittel Ihrer Sprühflasche mit gefiltertem Quellwasser. Geben Sie außer der Tonkabohne alle restlichen Zutaten der Mischung hinzu und schütteln Sie die Flasche gut.

2 | Zermahlen Sie die Tonkabohne mit dem Stößel im Mörser. Denken Sie dabei an einen sehnlichen Wunsch, den Sie in Ihrem Leben hegen. Streuen Sie das Pulver in die Sprühflasche, während Sie visualisieren, wie sich dieser Wunsch in Ihrem Leben manifestiert.

3 | Halten Sie Ihren Zitrin und Rosenquarz unter laufendes Wasser, um sie von unerwünschten Energien zu reinigen, während Sie im Geiste darum bitten, dass sie gereinigt und mit ihren ursprünglichen Eigenschaften aufgeladen werden. Lassen Sie die Steine in die Flasche fallen und schütteln Sie sie gut durch.

4 | Versprühen Sie die Flüssigkeit, während Sie die Affirmation jedes Mal aufsagen, wenn Sie positive Energie anziehen oder Ihre Stimmung heben wollen.

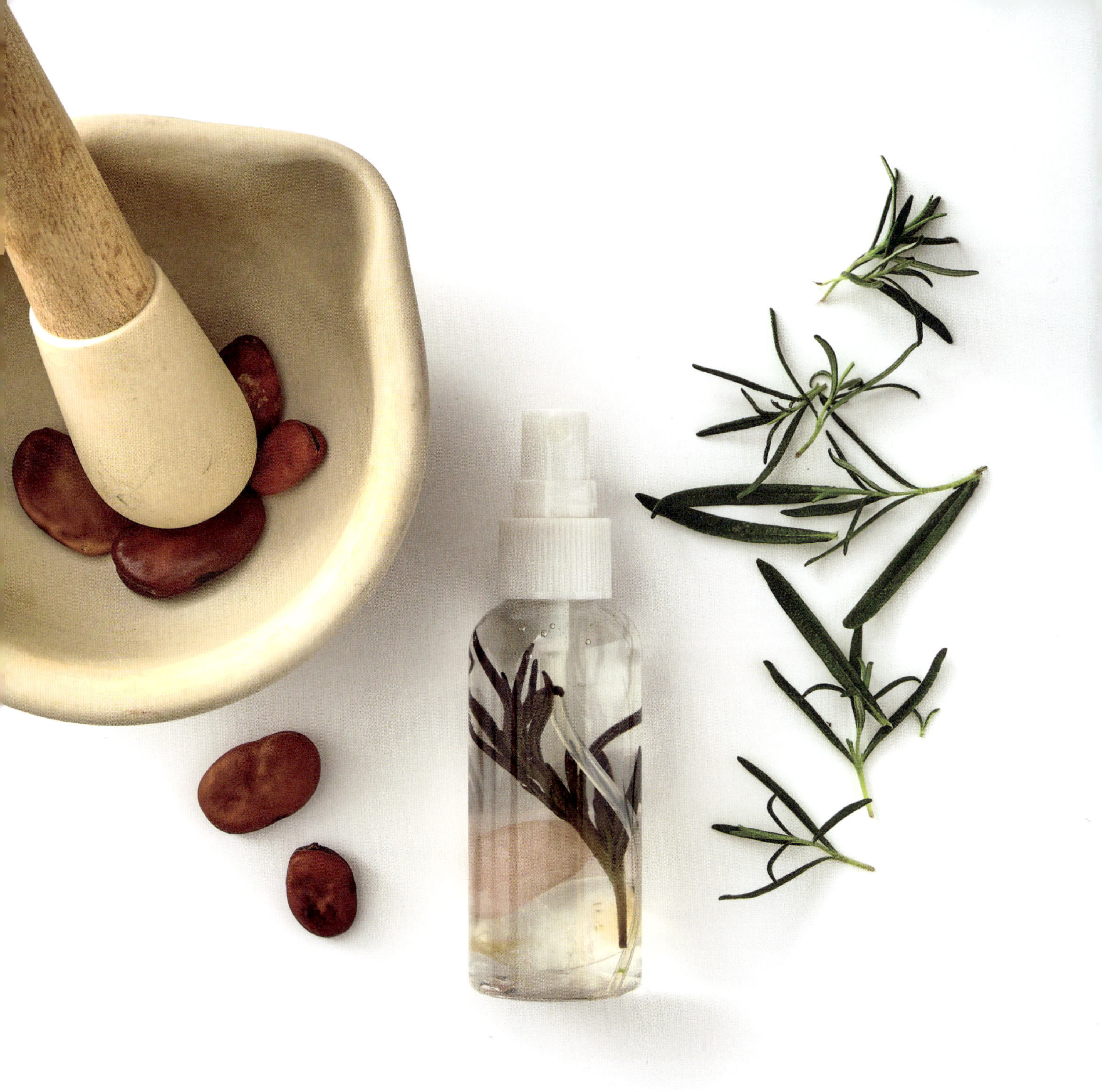

AFFIRMATION

»Danke für die Wunder, die alle auf die richtige Weise und zur richtigen Zeit geschehen.«

12 SELBSTLIEBE

Selbstachtung · Selbstwertgefühl · Selbstermächtigung

Dazu geschaffen, Stress und emotionale Traumata zu lindern, wird diese energetische Reinigungsmischung Ihren Raum mit einem warmen Aroma erfüllen. Lassen Sie sich von der beruhigenden Energie des Selbstliebe-Rituals umgeben. Es hilft Ihnen dabei, Ihre Emotionen in den Griff zu bekommen und ein Gefühl der Stärke, des Selbstwerts und der Selbstermächtigung zu entwickeln.

MISCHUNG

- *Palo Santo*
- *Rose*
- *Thymian*
- *Zimt*

HEILSTEIN

- *Rosenquarz*

MATERIAL

- *Schnur*
- *Spiegel*
- *Hitzebeständige Schale*
- *Federstab*
- *Apfel*

Ritual

1 | Stellen Sie sich vor einen Spiegel (am besten einen großen, in dem Sie sich komplett betrachten können) und entzünden Sie Ihr Kräuterbündel in einer hitzebeständigen Schale. Fächeln Sie den Rauch sanft über Ihr Spiegelbild. Bitten Sie Ihre höhere Macht, das Ritual mit Liebe zu segnen.

2 | Während Sie den Apfel in der einen Hand halten und mit der anderen den Rosenquarz an Ihr Herz legen, blicken Sie in das Spiegelbild Ihrer eigenen Augen.

3 | Wiederholen Sie die Worte: »Ich nähre dich mit Liebe. Vielen Dank, ich nehme diese Liebe an.« Dies ist eine sehr wirkungsvolle Methode, die darauf abzielt, sich tief in Ihrem Unterbewusstsein zu verankern. Sprechen Sie die Worte so oft, bis Sie einen Wandel in Ihrem Herzen wahrnehmen können.

4 | Sobald sich dieses Gefühl in Ihnen einstellt, essen Sie den Apfel als ein Symbol der nahrhaften Liebe, die Sie sich selbst zuteilwerden lassen.

5 | Danken Sie Ihrer höheren Macht und bitten Sie darum, dass Ihnen dieses Gefühl der Selbstliebe für immer erhalten bleibt. Sie können den Rosenquarz täglich in Ihrer Hand- oder Hosentasche mit sich tragen, um sich dadurch stets an die bedingungslose Liebe zu erinnern, die Sie sich selbst schenken.

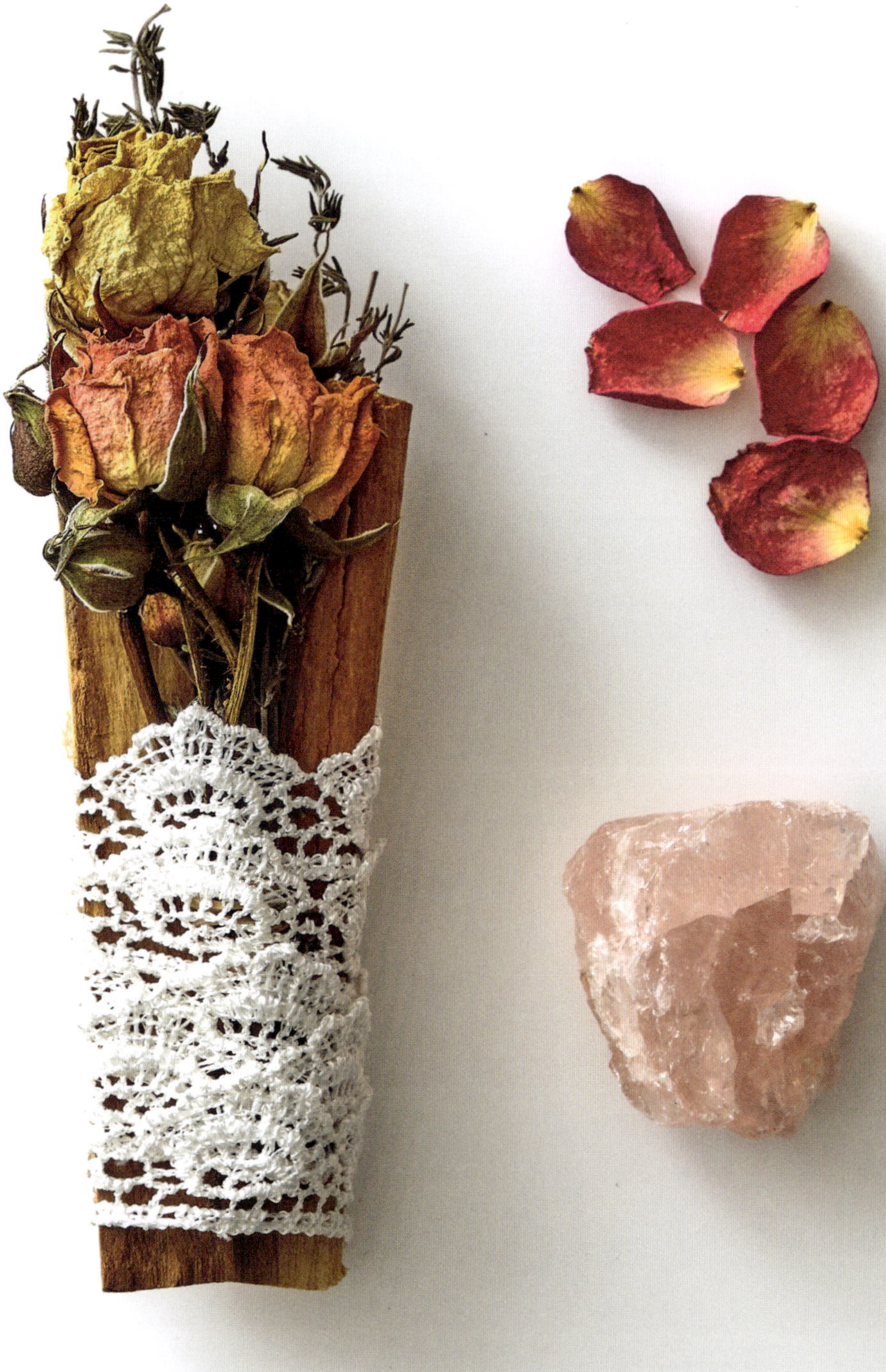

AFFIRMATION

»Ich nähre dich mit Liebe. Vielen Dank, ich nehme diese Liebe an.«

13 WEIBLICHE ENERGIE

Intuition · Balance · Emotionale Stärke & Stabilität

Eines der größten Geschenke, eine Frau zu sein, ist unsere angeborene Fähigkeit, uns auf einer tiefen Ebene mit unseren Gefühlen zu verbinden und Eigenschaften wie Intuition, Kreativität und Mitgefühl zu teilen. Wenden Sie dieses Ritual an, das dazu dient, die Kraft Ihrer göttlich weiblichen Seite zu wecken, wenn Sie das Bedürfnis haben, auf diese wundervolle Gabe zurückzugreifen – weil Sie beispielsweise in einer von Männern dominierten Abteilung arbeiten oder Ihre Beziehung in die Brüche gegangen ist –, um Ihr Selbstvertrauen und Ihre innere Stärke zu unterstützen.

MISCHUNG

- *Mariengras*
- *Rose*
- *Lotus*
- *Mädesüß*

MATERIAL

- *Schnur*
- *Hitzebeständige Schale*
- *Federstab*

Ritual

1 | Gehen Sie raus ins Freie, am besten barfuß, und suchen Sie sich einen bequemen, ruhigen Platz zum Hinsetzen.

2 | Bitten Sie Ihre höhere Macht, Ihr Ritual zu segnen und Sie mit der Energie des göttlich Weiblichen zu verbinden.

3 | Entzünden Sie Ihre Mischung und fächeln Sie den Rauch sanft über Ihren Körper. Schließen Sie währenddessen Ihre Augen und lassen Sie Ihre Beine und Hände tief in das Gras und die Erde unter Ihnen sinken.

4 | Nun stellen Sie sich vor, wie Ihr Körper langsam Wurzeln schlägt. Diese Wurzeln wachsen immer weiter und jedes Mal, wenn Sie ausatmen, breiten sie sich weiter im Erdreich aus. Stellen Sie sich das einige Minuten lang vor, bis Sie sich so stark verwurzelt haben, dass Sie sich plötzlich vollkommen unerschütterlich fühlen. Visualisieren Sie, wie diese imaginären Wurzeln nun die Vitamine und das Wasser aus dem Boden saugen und jedes Gramm an Nährstoffen aufnehmen, das Mutter Erde anzubieten hat.

5 | Bleiben Sie nun einige Minuten sitzen und wiederholen Sie im Stillen die Affirmation, bis in Ihnen ein neues Gefühl der Stärke erwacht.

6 | Wenn Sie fertig sind, löschen Sie Ihr Kräuterbündel und graben Sie ein kleines Loch in den Boden, um die Mischung darin zu begraben. Danken Sie Ihrer höheren Macht, um das Ritual zu beenden.

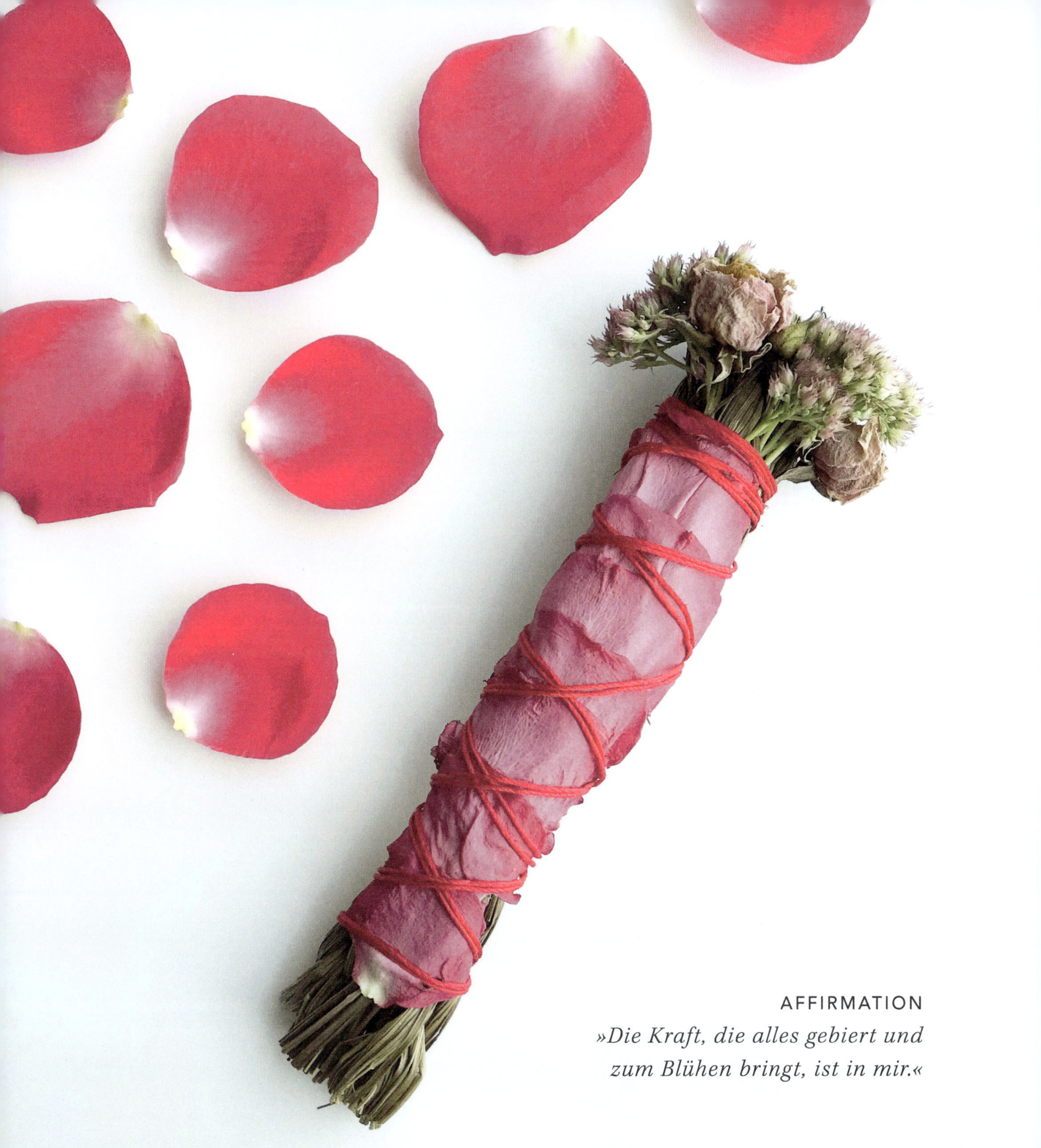

AFFIRMATION

»Die Kraft, die alles gebiert und zum Blühen bringt, ist in mir.«

14

ABNABELN

Schmerz loslassen · Fortschritte machen · In den Vordergrund treten

Es gibt Phasen im Leben, da muss man sich von der Vergangenheit abnabeln, damit man das Leben führen kann, das für einen vorgesehen ist. Dieses Ritual ist dafür gedacht, dabei zu helfen, sich von alten und ungewünschten Angewohnheiten, Verhaltensmustern, Beziehungen und Traumata zu befreien. Wenden Sie das Abnabelungsritual an, um mit der Kraft der Dankbarkeit die Vergangenheit, Gegenwart und Zukunft anzusprechen. Setzen Sie es ein, wenn eine Beziehung zerbricht, der Arbeitsplatz verloren geht oder um emotionale Wunden aller Arten zu heilen.

MISCHUNG

- *Weißer Salbei*
- *Mariengras*
- *Handgepflückte Wildblumen*

MATERIAL

- *Schnur*
- *Federstab*
- *Drei Zettel*
- *Ein Stift*
- *Hitzebeständige Schale*
- *Federstab*
- *Schere*

HINWEIS: Die restliche Mischung kann geräuchert werden, während Sie ein Moodboard mit Bildern gestalten, die für die Dinge in Ihrem neue Leben stehen, die Sie anziehen möchten. Sie können dies direkt im Anschluss an das Abnabelungsritual machen.

Ritual

1 | Wickeln Sie drei kleine Bündel aus Weißem Salbei, Mariengras und Wildblumen zusammen. Der Weiße Salbei hilft dabei, alte Gedankenmuster hinter sich zu lassen, während das Mariengras sie durch positive Energie ersetzt. Ihre handgepflückten Wildblumen sind ein mächtiges Symbol der Freiheit und Anmut. Mit ihrer Fähigkeit, selbst lange Dürreperioden zu überstehen und beinahe überall zu wachsen, wecken diese Blumen Mut und Widerstandsfähigkeit in Ihnen, während Sie sich von Ihrer Vergangenheit abnabeln.

2 | Schreiben Sie auf drei verschiedenen Zetteln – einer für Ihre Vergangenheit, einer für Ihre Gegenwart und einer für Ihre Zukunft – eine Sache auf, die Sie loslassen möchten, und eine Sache, für die Sie dankbar sind.

3 | Verwenden Sie eine dünne Schnur, um jeden Zettel an eines der Bündel zu schnüren.

4 | Entzünden Sie das erste Bündel (welches für Ihre Vergangenheit steht) in einer hitzebeständigen Schale. Atmen Sie ein paarmal tief durch und fächeln Sie den Rauch über sich. Bitten Sie Ihre höhere Macht, Ihnen dabei zu helfen, sich von dem Schmerz der Vergangenheit abzunabeln.

5 | Wenn Sie bereit dazu sind, durchschneiden Sie die Schnur, mit der der Zettel an dem Bündel befestigt ist. Sprechen Sie die Affirmation laut aus und verbrennen Sie dann die Notiz in der hitzebeständigen Schale. Wiederholen Sie diesen Schritt mit den beiden anderen Kräuterbündeln und den Notizen.

6 | Nachdem Sie alle drei Bündel angezündet haben, können Sie sie wieder löschen und für weitere Einsätze aufbewahren. Danken Sie Ihrer höheren Macht, um das Ritual abzuschließen.

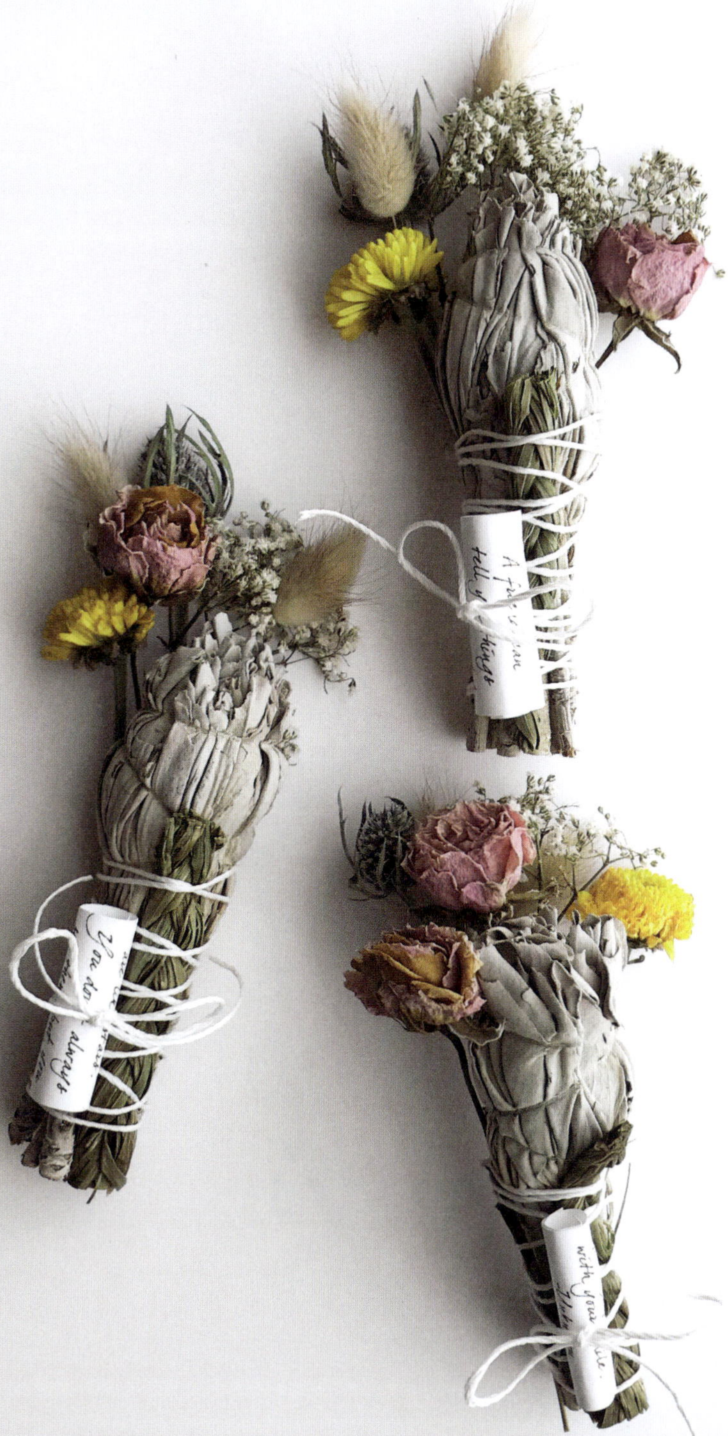

AFFIRMATION

»Ich segne dich jetzt und entlasse dich aus meinem Leben.«

15 AN ALLE ENGEL

Göttliche Kommunikation · Himmlischer Beistand · Schutz

Es existiert eine unsichtbare Kraft, die jederzeit bereit dazu ist, in Aktion zu treten, um uns zu helfen – wir müssen nur darum bitten! Dieses Ritual ist dazu bestimmt, eine ganze Armee an Engeln herbeizurufen, die uns bei allen Problemen – großen oder kleinen – unter die Arme greifen. Setzen Sie das »An alle Engel«-Ritual ein, wenn Sie sich Schutz, Unterstützung oder göttliche Einsichten von Ihren Engeln wünschen.

MISCHUNG

- *Angelika*
- *Thymian*
- *Schleierkraut*
- *Kiefer*
- *Klee (optional)*

HEILSTEIN

- *Angelit-Cluster*

MATERIAL

- *Schnur*
- *Hitzebeständige Schale*
- *Federstab*
- *Weißes Band (optional)*

Ritual

1 | Setzen Sie sich an einen ruhigen Ort, an dem Sie alleine sein können und von nichts abgelenkt werden. Schließen Sie kurz die Augen und bitten Sie Ihre höhere Macht, Sie zu segnen und zu schützen, während Sie dieses Ritual ausführen.

2 | Entzünden Sie Ihr Kräuterbündel in einer hitzebeständigen Schale.

3 | Halten Sie den Angelit-Cluster in Ihren Händen, schließen Sie Ihre Augen und nehmen Sie ein paar tiefe Atemzüge, wobei Sie sich vorstellen, wie ein weißes Licht aus dem Kristall herausströmt und zunehmend das gesamte Zimmer erfüllt. Während Sie weiter tief ein- und ausatmen, betrachten Sie das Licht und beobachten Sie, wie mehrere engelhafte Gestalten daraus hervorgehen. Manche sind klein und feenartig, andere wiederum sind so groß, dass sie eine ganze Armee an Engeln anführen könnten.

4 | Lassen Sie sich Zeit, sich ihrer himmlischen Präsenz bewusst zu werden. Wenn Sie dazu bereit sind, sprechen Sie folgendes Gebet: »Engel, ich rufe euch an. Bitte gewährt mir euren göttlichen Beistand in dieser Situation, indem ihr alle Hindernisse beseitigt und die Dunkelheit in Licht verwandelt. Ich ruhe nun in eurem Licht und eurer Liebe. Ich danke euch wahrlich stets für eure Anwesenheit.«

5 | Bewahren Sie den Kristall in Ihrer Nähe auf, als Erinnerung, dass die Engel immer bei Ihnen sind. Wiederholen Sie die Affirmation jederzeit, wenn Sie Unterstützung benötigen.

AFFIRMATION

»Ich ruhe nun in eurem Licht und eurer Liebe.«

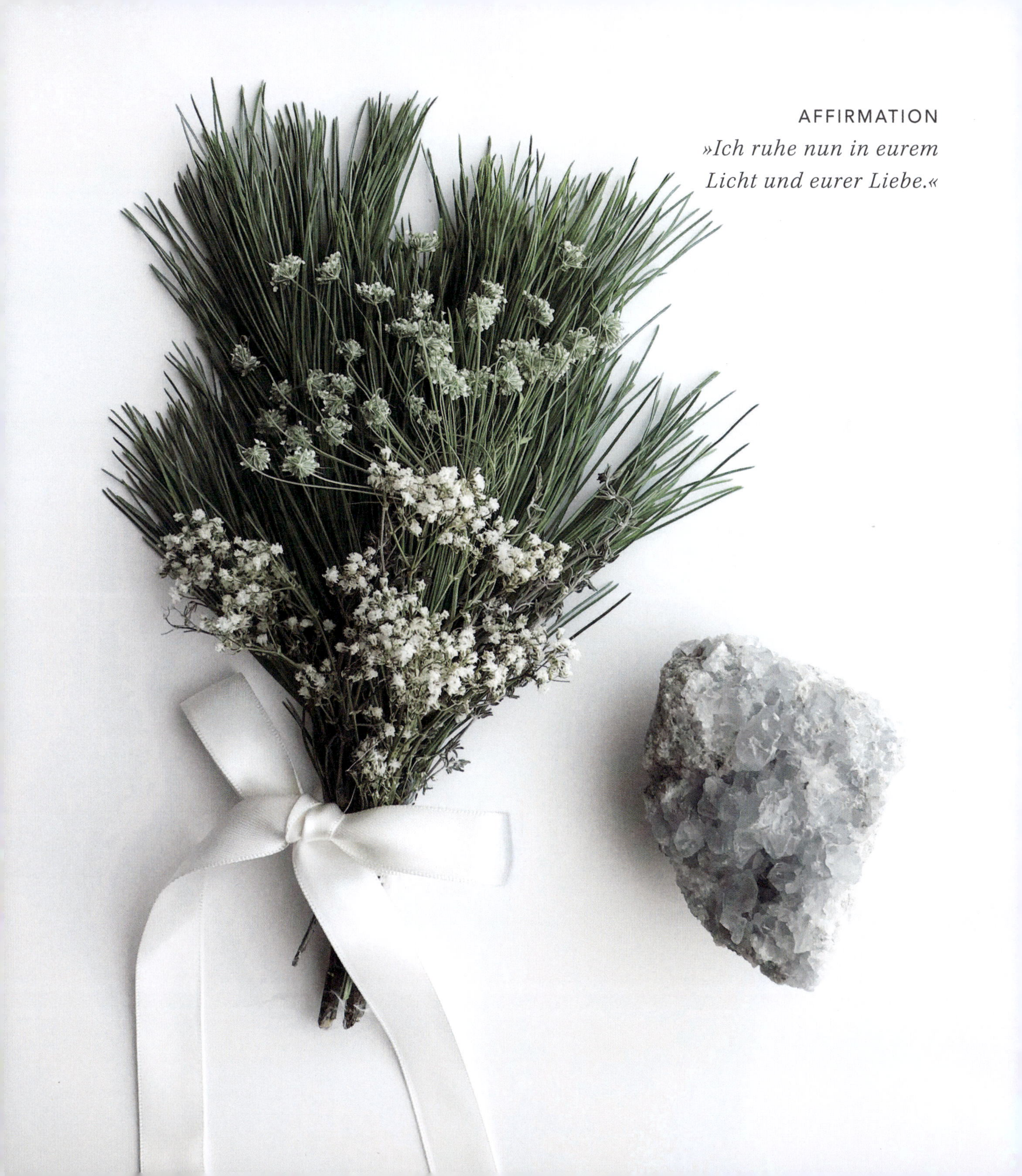

16 GÖTTLICHE GESUNDHEIT

Energieschub · Vitalität · Körperliches Heilen

Sorgen Sie für eine robuste Gesundheit mit diesem einfachen Ritual in Form eines frischen und duftenden Bouquets für das Bad. Diese belebende Mischung können Sie wochenlang in Ihrer Dusche verwenden und täglich als wirkungsvolles Morgenritual einsetzen. Wenden Sie das Ritual für »Göttliche Gesundheit« an, wenn Sie eine bestimmte Beschwerde heilen wollen oder einfach mit einem allgemeinen Wohlgefühl in den Tag starten möchten.

MISCHUNG

- *Eukalyptus*
- *Ätherisches Pfefferminzöl (10 Tropfen)*
- *Ätherisches Zitronengrasöl/Lemongrassöl (10 Tropfen)*
- *Basilikum (optional)*

MATERIAL

- *Schnur*
- *Dusche*
- *Schwamm*
- *Seife*

Ritual

1 | Fügen Sie die Eukalyptuszweige zusammen und träufeln Sie Ihre ätherischen Öle auf die Blätter. Die porigen Eukalyptusblätter werden das Öl aufsaugen und die Aromen viele Tage lang verströmen. Binden Sie das untere Ende des Straußes mit einem festen Knoten zusammen und lassen Sie noch ein 15-20 Zentimeter langes Ende vom Faden dran. Hängen Sie das Badezimmerbouquet an die Halterung Ihres Duschkopfs.

2 | Wenn Sie in die Dusche steigen, schließen Sie die Augen und bitten Sie Ihre höhere Macht, alle niederen Energien von Ihnen abzuwaschen und sie durch Liebe zu ersetzen.

3 | Schalten Sie den Wasserstrahl aus und seifen Sie Ihren Körper mithilfe eines Schwamms ein. Wenn Sie von Kopf bis Fuß eingeseift sind, schalten Sie das Wasser wieder ein. Während Sie das machen, stellen Sie sich vor, der Seifenschaum sei eine dicke, braune Schlammschicht, die sich unter dem Strahl der Dusche von Ihrem Körper ablöst und weggespült wird.

4 | Nachdem der Seifenschaum herunter ist, stellen Sie sich direkt unter das Wasser und nehmen die Wärme des Wassers auf Ihrer Kopfhaut wahr. Stellen Sie sich vor, diese Wärme sei ein helles, weißes Licht, das sich von Ihrem Kopf aus über Ihren Nacken und Ihre Wirbelsäule bewegt und Ihren ganzen Körper durchflutet.

5 | Wenn Sie das Gefühl haben, von diesem weißen Licht wieder vollständig aufgeladen zu sein, können Sie Ihrer höheren Macht danken und sich weiter duschen. Wiederholen Sie zwei bis drei Wochen lang – oder bis das Bouquet seinen Duft verliert – täglich die Schritte 2 bis 5.

AFFIRMATION

»Ich tauche ein in perfekte göttliche Gesundheit.«

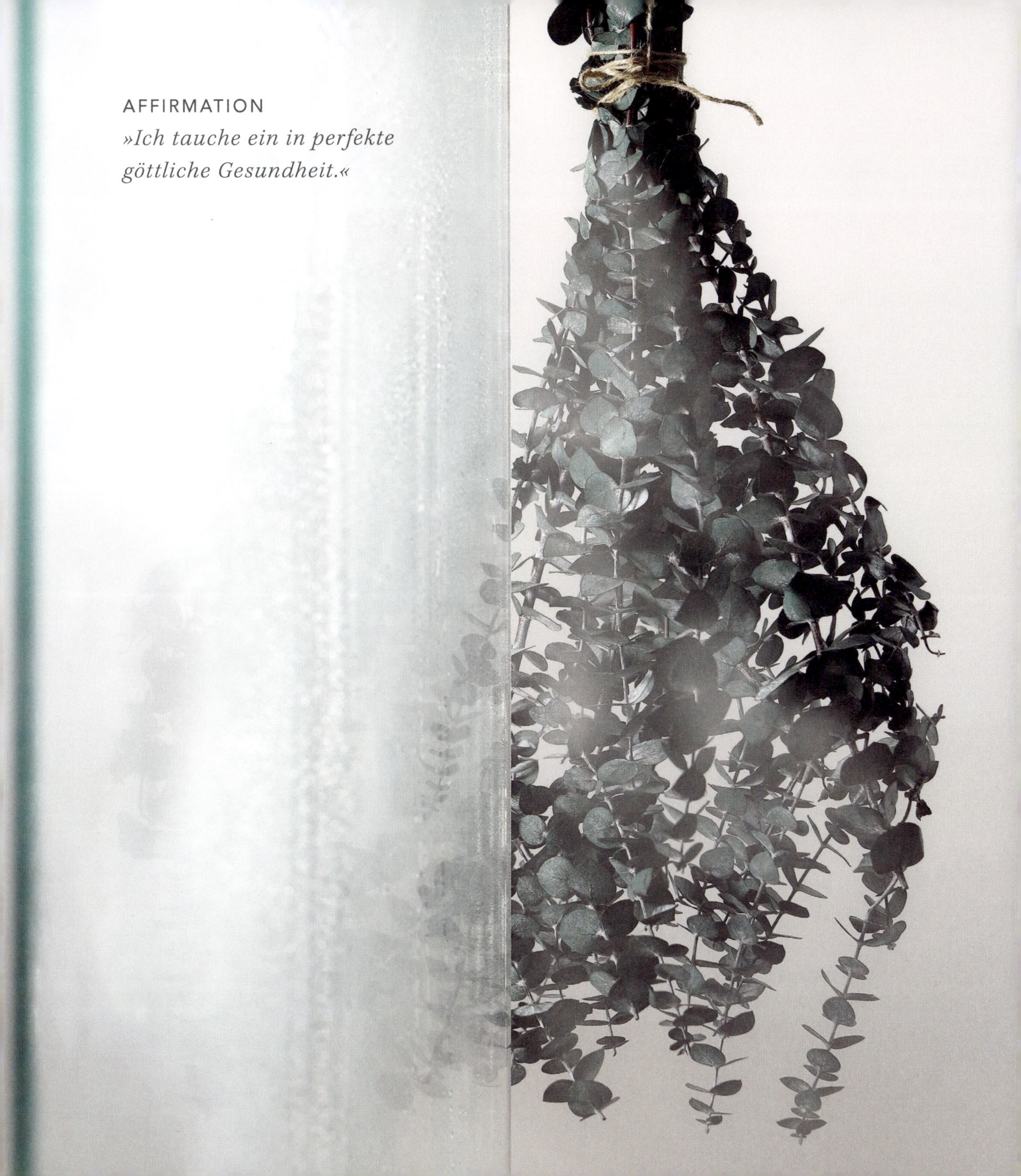

17 DER DUFT DES ERFOLGS

Karrieresprung · Ziele erreichen · Wohlstand

Diese angenehm duftende Mischung dient dazu, Ihre Sinne sowohl zu stimulieren als auch zu beruhigen. Sie fördert Hingabe, Zielstrebigkeit und den inneren Antrieb. Wählen Sie dieses Ritual, wenn Sie neue Ziele erreichen oder einfach weiter auf der Erfolgsspur bleiben wollen, indem Sie Ihren Arbeitsplatz mit dem Duft des Erfolgs versehen.

MISCHUNG

- *Ätherisches Orangenöl (2-3 Tropfen)*
- *Zimt*
- *Kiefer*
- *Chrysanthemen*
- *Klee (optional)*

HEILSTEIN

- *Pyrit-Cluster*

MATERIAL

- *Schnur*
- *Hitzebeständige Schale*
- *Federstab*

Ritual

1 | Suchen Sie Ihren Arbeitsplatz in einem ruhigen Moment auf, wenn Sie nicht gestört werden, am besten früh am Morgen, bevor Sie mit Ihrer Arbeit beginnen. Träufeln Sie ein paar Tropfen des ätherischen Orangenöls auf Ihre Zimtstangen und zünden Sie Ihr Kräuterbündel an. Legen Sie es neben Ihrem Pyrit-Cluster in eine hitzebeständige Schale.

2 | Stellen Sie sich vor eine Wand, schließen Sie die Augen und bitten Sie Ihre höhere Macht, dieses Ritual zu segnen und zu schützen.

3 | Öffnen Sie Ihre Augen und fächeln Sie den Rauch sanft mit Ihrem Federstab in Richtung der ersten Wand. Sprechen Sie die Affirmation laut aus und stellen Sie sich dabei vor, wie die Wand zu reinem Gold wird.

4 | Drehen Sie sich zur nächsten Wand und wiederholen Sie Schritt 3. Fahren Sie fort, bis alle vier Wände in Ihrer Vorstellung zu Gold geworden sind.

5 | Wenn Sie damit fertig sind, nehmen Sie den Pyrit-Cluster aus der Schüssel und legen Sie ihn auf Ihren Schreibtisch. Der Pyrit ist ein unglaublich positiver Energiespender, der bekannt dafür ist, Erfolg in allen Lebenslagen zu fördern. Wenn er auf den Schreibtisch gelegt wird, soll er den Arbeitsplatz mit positiver Energie anreichern.

6 | Sagen Sie die Affirmation ein letztes Mal auf, bevor Sie Ihrer inneren Führung für Ihren anhaltenden Erfolg und Wohlstand danken.

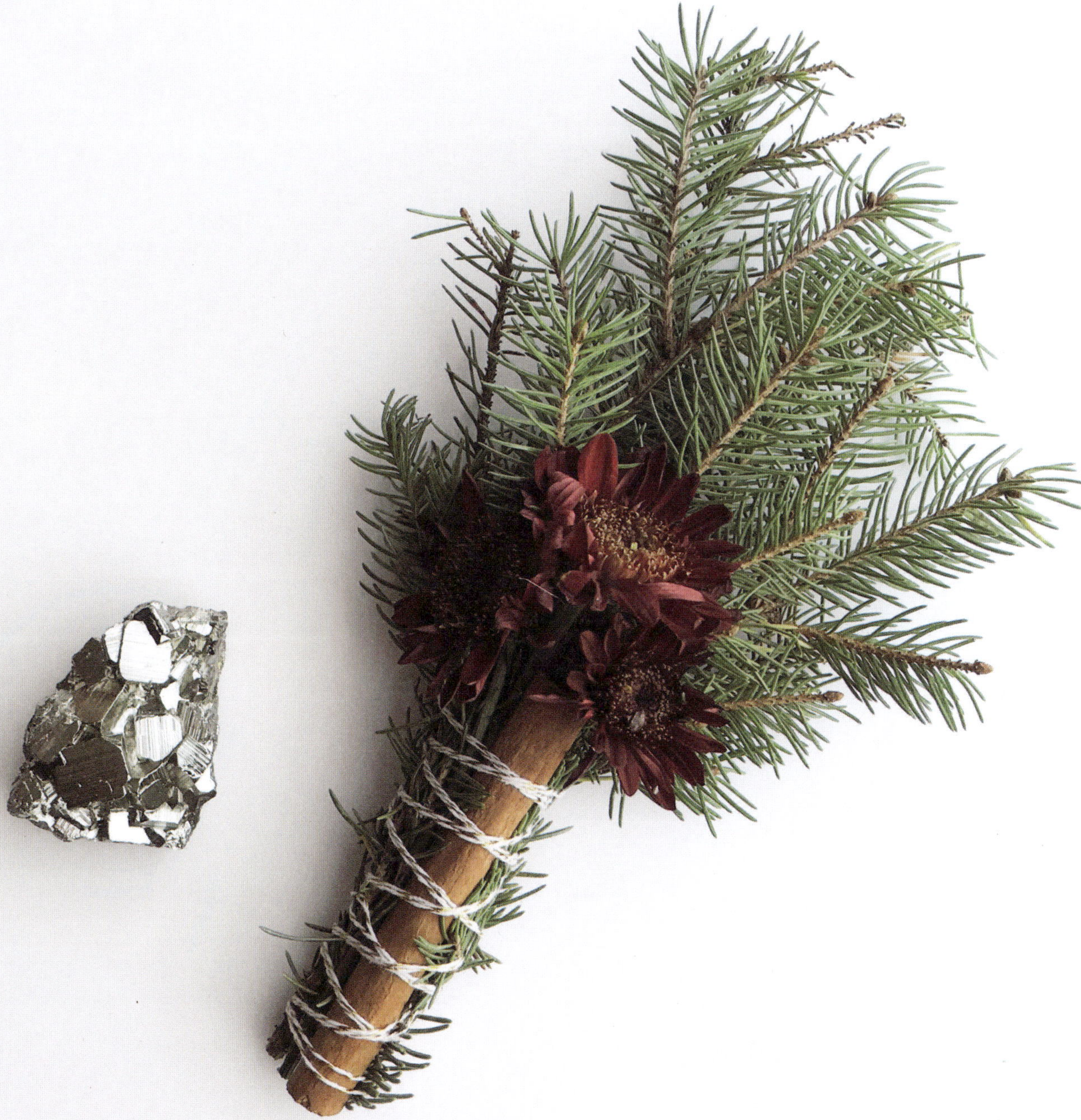

AFFIRMATION

»Mein Handeln führt zum Ziel. Ich bin in allen Belangen erfolgreich.«

18 SCHUTZ

Körperliche Sicherheit · Geborgenheit · Negative Energie vertreiben

Wir haben jederzeit Zugriff auf ein mächtiges schützendes Kraftfeld, indem wir uns »den goldenen Kreis« vorstellen, eine Barriere aus weißem Licht, die alles Negative abblockt und nur der Liebe erlaubt, in unser Energiefeld einzutreten. Dieses Schutzritual hilft uns dabei, dieses mächtige Schild anzurufen, damit es uns vor negativer Energie und Unglück beschützt.

MISCHUNG

- *Pfeffer*
- *Eukalyptus*
- *Zimt*
- *Lavendel*
- *Kaktus*
- *Basilikum (optional)*

MATERIAL

- *Pfeilspitze aus Obsidian*
- *Pfauenfeder*
- *Durchsichtige Glaskugel*
- *Stößel und Mörser*
- *Holzkohle*
- *Kohleanzünder*

Ritual

1 | Dekorieren Sie Ihre Glaskugel vorsichtig mit Ihren Pflanzen, der Pfeilspitze aus Obsidian und einer Pfauenfeder. Damit erschaffen Sie eine schützende Kugel, die »den goldenen Kreis« repräsentiert.

2 | Zermahlen Sie die übrigen Kräuter mit einem Stößel und Mörser zu feinem Pulver.

3 | Suchen Sie sich einen ruhigen Ort, wo Sie nicht gestört werden, setzen Sie sich hin und entzünden Sie die Holzkohle in einem Kohleanzünder. Wenn die Kohle glüht, streuen Sie das Kräuterpulver auf ihre Mitte.

4 | Nun schließen Sie die Augen, die Glaskugel in Ihren Händen, und stellen sich vor, wie Sie von einer schützenden, goldenen Sphäre aus Liebe und Licht umgeben sind. Visualisieren Sie, dass diese Sphäre Sie und Ihr Zuhause umgibt und von außen betrachtet wie ein riesiger Spiegel aussieht, der die ganze negative Energie nach außen reflektiert und von Ihnen fernhält.

5 | Sobald Sie sich ein klares Bild von dieser wunderschönen goldenen Sphäre gemacht haben, öffnen Sie Ihre Augen und sprechen die Affirmation aus.

6 | Beenden Sie dieses Ritual, indem Sie Ihrer höheren Macht danken und die Glaskugel an eines Ihrer Fenster hängen.

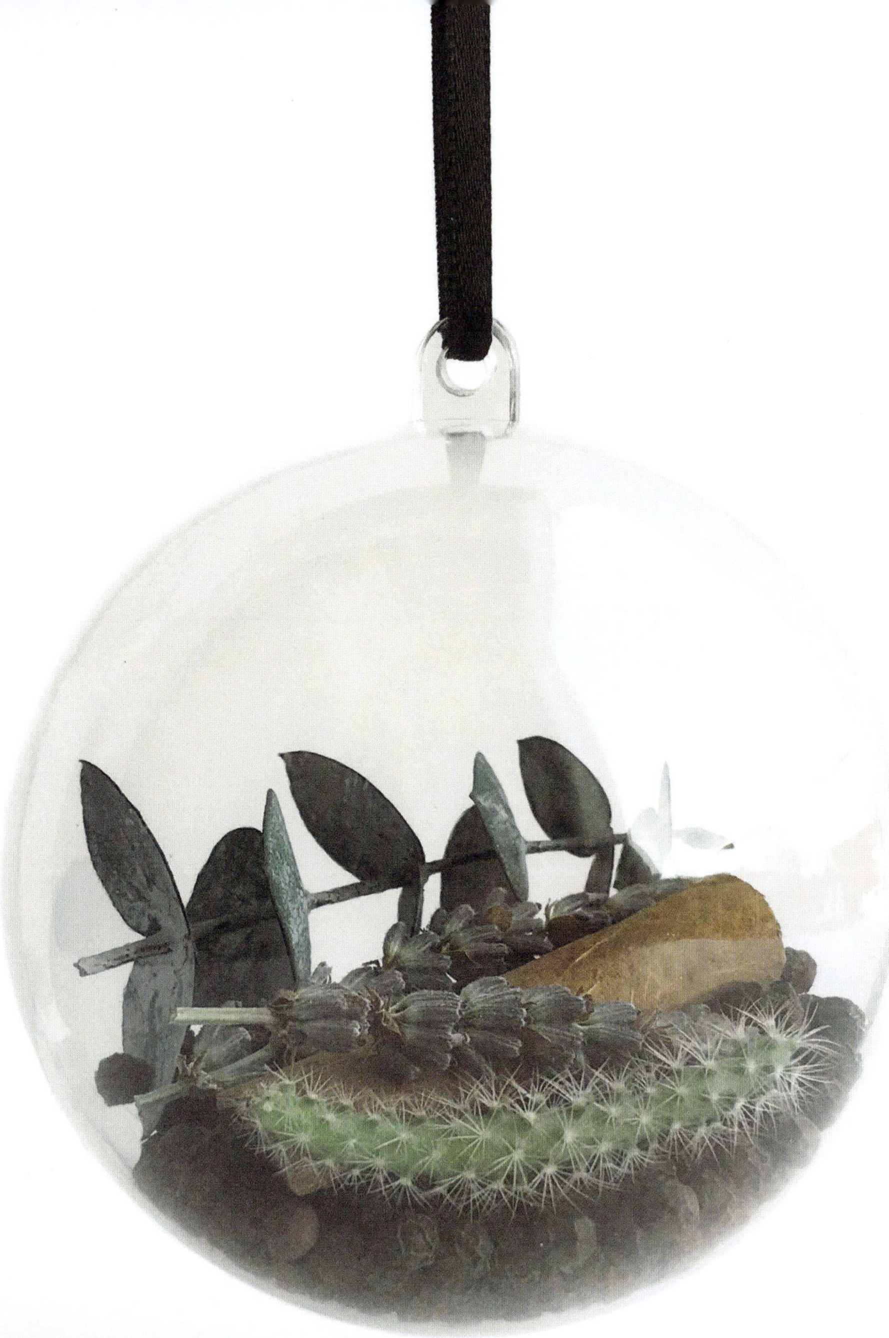

AFFIRMATION

»Ich umgebe mich selbst mit dem göttlichen weißen Licht der Liebe und des Schutzes und erlaube nur positiver Energie, auf mich einzuwirken.«

19 WILLKOMMEN IM LEBEN

Geburt eines Kindes · Frischgebackene Mutter

Die Geburt eines Kindes ist einer der wundervollsten Ereignisse im Leben und verlangt nach einem wirklich bedeutsamen Ritual, um dem Anlass gerecht zu werden. Da Neugeborene sehr sensibel auf Gerüche und Rauch reagieren, wird diese Mischung zusammen mit einer speziellen Nachricht in ein Geschenkglas gegeben, das erst am 18. Geburtstag des Kindes geöffnet wird. Dies macht es zu einem außergewöhnlichen Andenken, das sicherlich liebevoll gehütet wird.

MISCHUNG

- *Kiefernzapfen*
- *Strohblume*
- *Birkenrinde*
- *Sternanis*
- *Eichel*
- *Zitronenschale*
- *Lorbeerblätter*

MATERIAL

- *Glasgefäß*
- *Zettel*
- *Ein Stift*
- *Band (aus Spitze oder Jute)*

Ritual

1 | Geben Sie Ihre Zutaten in ein Glas und achten Sie darauf, dass sie vollständig getrocknet sind. Wenn Sie möchten, können Sie noch ätherische Öle Ihrer Wahl hinzufügen.

2 | Schreiben Sie auf einen kleinen Zettel, was Sie dem Kind für sein Leben wünschen. Wenn Sie damit fertig sind, rollen Sie den Zettel zusammen und umwickeln ihn mit einem Stück Schnur oder Band. Stecken Sie die Mini-Schriftrolle in das Potpourri und versiegeln Sie das Glas.

3 | Ihr Glas kann mit einem Band aus Spitzen oder Jute dekoriert werden. Sie können auch ein Etikett anbringen, auf dem Ihr Name, der Name des Kindes und die Bedeutung des Glases stehen.

4 | Geben Sie dieses Geschenk den Eltern des Kindes als ein wichtiges Andenken.

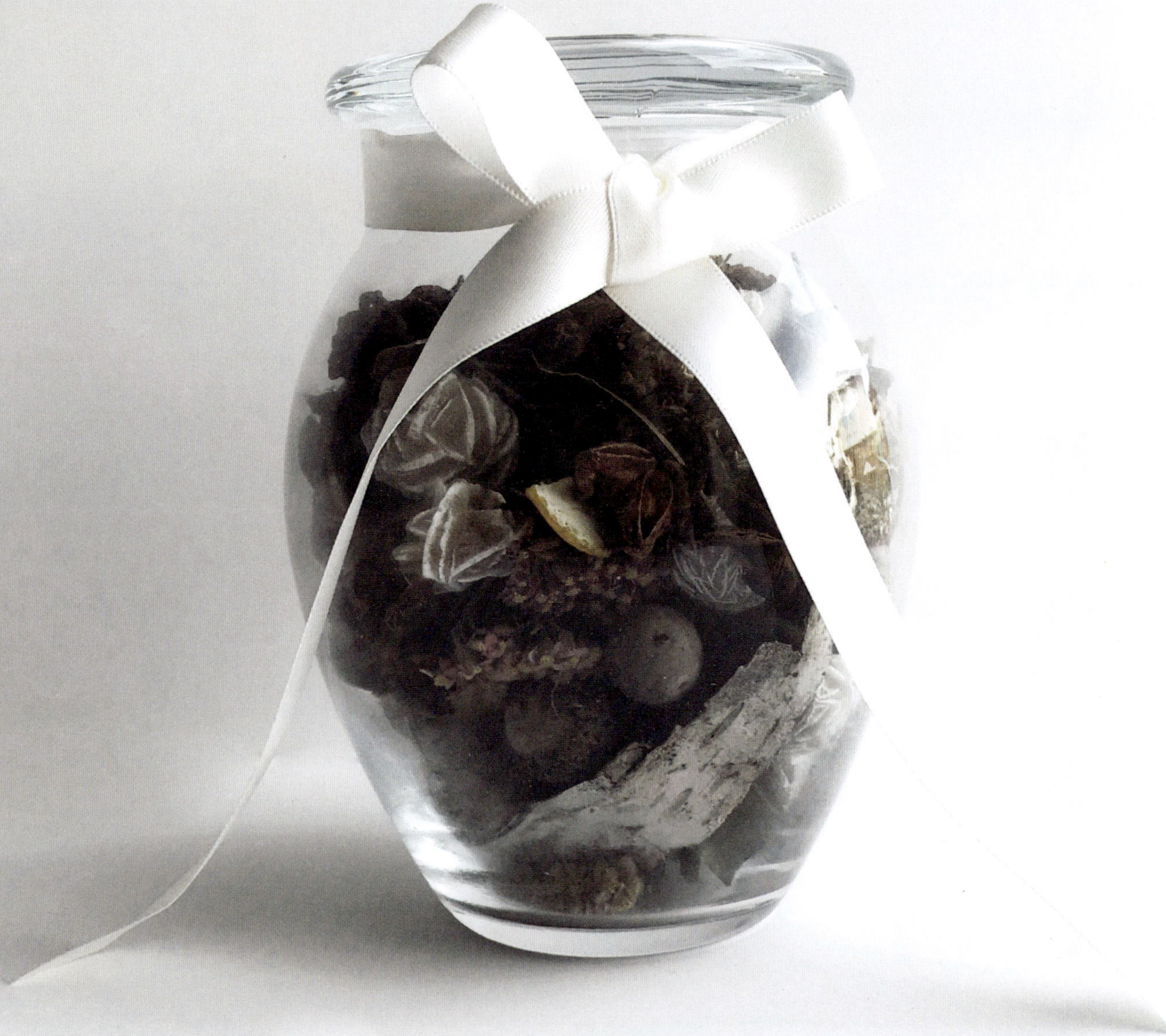

BOTSCHAFT

»Ein Wunsch ist ein Begehren mit einem Ziel. Öffne dieses Wunschglas an Deinem 18. Geburtstag, um meinen Wunsch für Dich zu enthüllen.«

20

NEUE WEGE

Reisen · Meilensteine im Leben · Neue Abenteuer

Diese fröhliche Ananas-Pfefferminz-Mischung ist ideal für alle, die häufig auf Reisen sind, da sie einen dabei hilft, ein Gefühl des Wohlbefindens und der Verwurzelung zu pflegen, während man nach Hause kommt und wieder geht. Führen Sie dieses Ritual als eine Willkommens- oder Abschiedszeremonie für einen geliebten Menschen aus, oder um das Einschlagen eines neuen Weges, wie etwa eine Heirat, Pensionierung oder einen Abschluss zu feiern. Dies kann auch ein wirkungsvolles Ritual sein, um mehr Reisen in Ihr Leben zu ziehen.

MISCHUNG
- *Ananasblätter*
- *Wildblumen*
- *Pfefferminze*

HEILSTEIN
- *Aquamarin*

MATERIAL
- *Schnur*
- *Hitzebeständige Schale*
- *Federstab*

Ritual

1 | Suchen Sie sich entweder alleine oder mit einem geliebten Menschen einen ruhigen Platz im Freien, setzen Sie sich aufs Gras und entzünden Sie Ihr Kräuterbündel.

2 | Der Aquamarin ist ein beruhigender Stein, der oft verwendet wird, um für eine sichere Reise zu sorgen. In alten Zeiten trugen Matrosen diesen Edelstein als Talisman für Mut und Schutz mit sich, wenn sie in See stachen. Halten Sie Ihren Aquamarin an Ihr Herz und bitten Sie Ihre höhere Macht, Sie auf Ihren Reisen zu segnen und zu schützen.

3 | Fächeln Sie nun den Rauch mit Ihrem Federstab zu Ihrem Körper hin. Beginnen Sie damit bei Ihrem Scheitel und bewegen Sie sich langsam bis zu Ihren Füßen hinunter.

4 | Wenn der Rauch den Boden erreicht, sprechen Sie die Affirmation laut aus.

5 | Löschen Sie das Bündel und warten Sie, bis es komplett abgekühlt ist. Beenden Sie das Ritual, indem Sie Ihrer höheren Macht danken und das Kräuterbündel im Boden vergraben, als ein Zeichen für Ihre Verbundenheit mit Ihrem Zuhause.

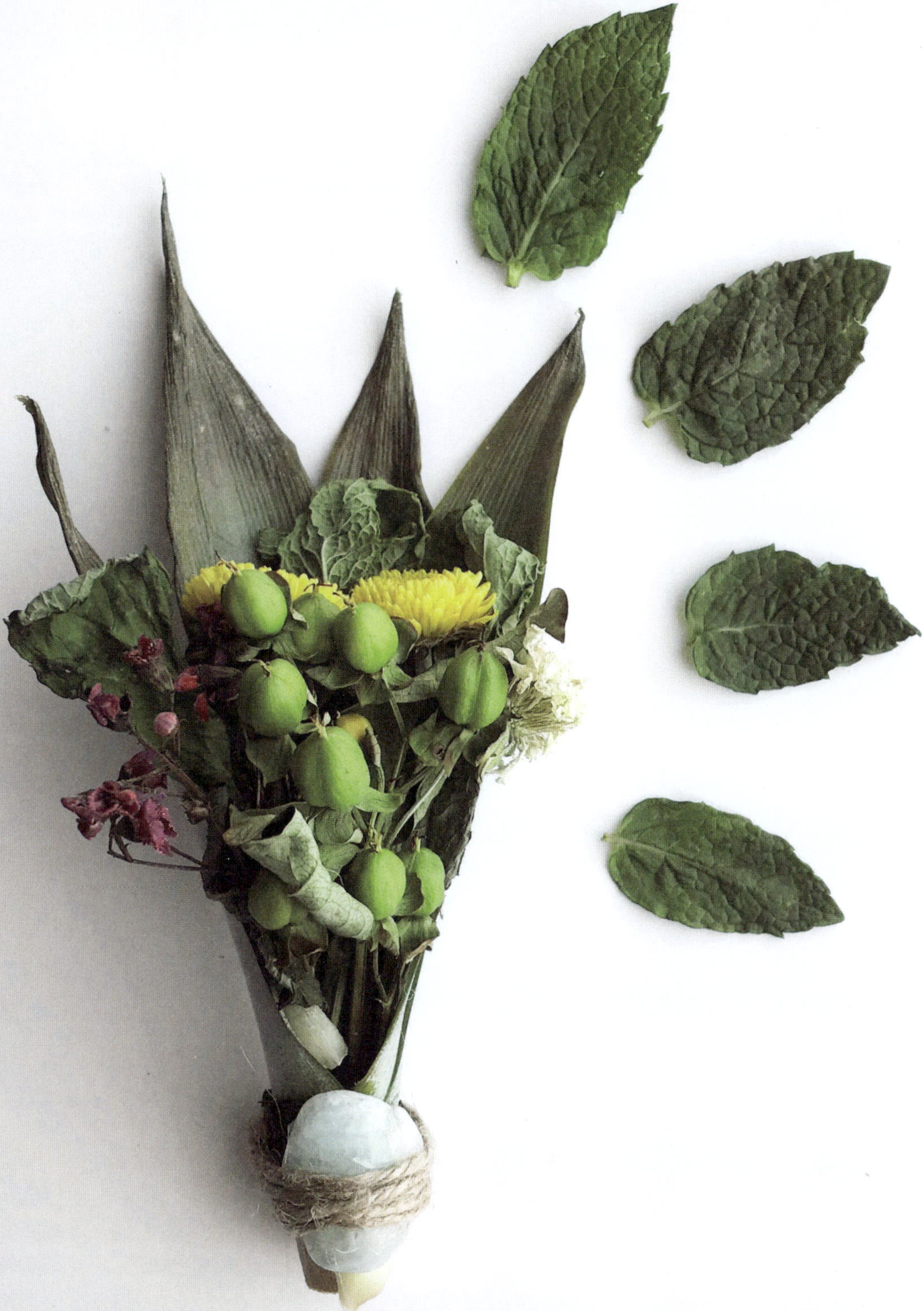

AFFIRMATION

»Ich bin fest verbunden mit dem Boden, von dem ich loswandere.«

21

ANGST

Stress abbauen · Sorgen loslassen · Depressionen lindern

Mit einer Mischung beruhigender ätherischer Öle dient dieses Ritual dazu, Stress, Ängste und Depressionen zu lindern. Führen Sie dieses Ritual schnell und diskret in Ihrem Auto aus, bevor Sie zur Arbeit fahren, oder wenn Sie sich an Ihrem Schreibtisch einen Moment nehmen, um sich wieder zu sammeln. Es ist auch dafür bekannt, bei Kopfschmerzen und Muskelverspannungen zu helfen.

MISCHUNG

- *Gefiltertes Quellwasser*
- *Ätherisches Pfefferminzöl (10 Tropfen)*
- *Ätherisches Lavendelöl (10 Tropfen)*
- *Ätherisches Eukalyptusöl (5 Tropfen)*
- *Hamameliswasser (2 Esslöffel)*

HEILSTEIN

- *Kyanit oder Sodalith (kleine Stücke)*

MATERIAL

- *Sprühflasche (50 ml)*

Ritual

1 | Füllen Sie ein Drittel Ihrer Sprühflasche mit gefiltertem Quellwasser. Fügen Sie die restlichen Zutaten für die Mischung hinzu. Reinigen Sie Ihren Kyanit oder Sodalith, indem Sie ihn unter den laufenden Wasserhahn halten, und geben Sie ihn dann ebenfalls in die Flasche.

2 | Sprühen Sie die Flüssigkeit vor sich in die Luft.

3 | Atmen Sie tief durch die Nase ein und zählen Sie dabei bis vier.

4 | Halten Sie Ihren Atem an und zählen Sie dabei bis sieben.

5 | Atmen Sie durch den Mund aus und zählen Sie dabei bis acht.

6 | Wiederholen Sie diesen Atemzyklus noch dreimal.

7 | Sagen Sie im Geiste Ihre Affirmation auf.

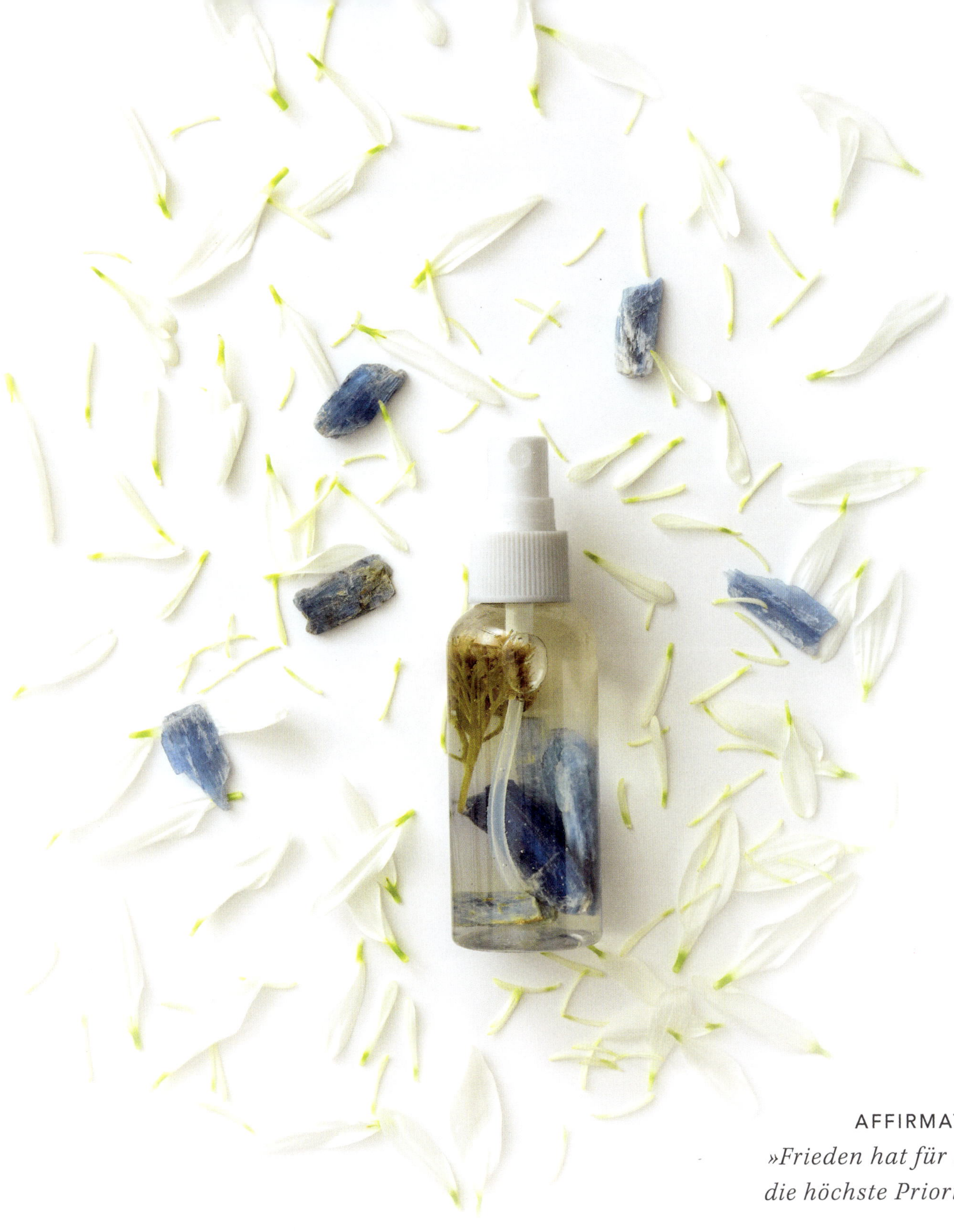

AFFIRMATION

»Frieden hat für mich die höchste Priorität.«

22 GEBURTSTAGSWÜNSCHE

Geburtstagsfeier · Runde Geburtstage · Neugeborenes Baby

So wie die weiche Glasur Ihren Geburtstagskuchen umgibt, soll dieses Ritual Sie an Ihrem Ehrentag in ein rundum süßes Wohlgefühl einhüllen. Unter Verwendung einer unwiderstehlichen Mischung, die Vanille- und Zimtnoten enthält, zieht dieses Ritual Glück, Liebe und positive Energie für Ihr kommendes Lebensjahr an.

MISCHUNG

- *Palo Santo*
- *Vanilleschote*
- *Zimt*
- *Lieblingsblumen des Geburtstagskinds*

MATERIAL

- *Schnur*
- *Drei Geburtstagskerzen*
- *Geburtstagskuchen*
- *Federstab*
- *Hitzebeständige Schale*

Ritual

1 | Führen Sie dieses Ritual für einen Ihnen nahestehenden Menschen aus, der Geburtstag feiert. Zünden Sie drei Geburtstagskerzen an und stecken Sie sie auf einen Geburtstagskuchen. Dann entzünden Sie Ihr Kräuterbündel an den Geburtstagskerzen und bitten Ihre höhere Macht, dieses Ritual zu segnen.

2 | Bitten Sie Ihren Ehrengast, die Augen zu schließen und sich drei Wünsche für das neue Lebensjahr zu überlegen – einen für den Geist, einen für den Körper und einen für die Seele. Währenddessen fächeln Sie sanft den Rauch über die Person, von Kopf bis Fuß.

3 | Wenn die Ihnen nahestehende Person bereit dazu ist, kann sie die Augen öffnen und die drei besonderen Kerzen ausblasen.

4 | Sie können das Bündel in der hitzebeständigen Schale ablegen und während der Geburtstagsfeier weiter räuchern lassen.

5 | Danken Sie Ihrer höheren Macht und genießen Sie den Kuchen!

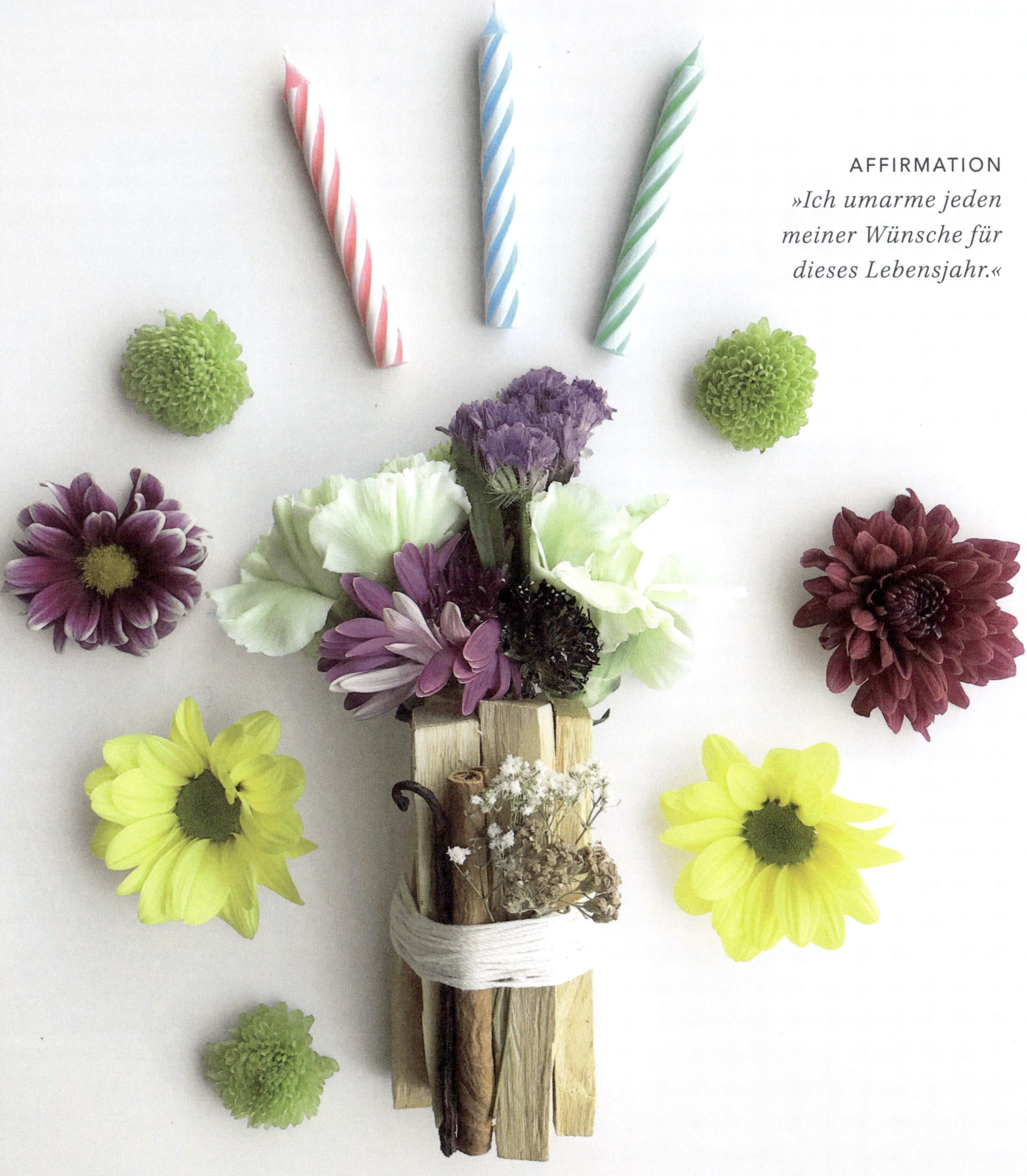

AFFIRMATION

»Ich umarme jeden meiner Wünsche für dieses Lebensjahr.«

23 VERGEBUNG

Alte Wunden heilen lassen · Kummer überwinden · Loslassen

Vergebung ist ein wichtiger Teil des Heilungsprozesses und unabdingbar, wenn wir uns im Leben weiterentwickeln wollen. Diese duftende Mischung wurde zusammengestellt, um dabei zu helfen alte Wunden heilen zu lassen und Zorn in Liebe und Verständnis zu verwandeln.

MISCHUNG

- *Kiefernzapfen*
- *Wacholder*
- *Rosmarin*
- *Lorbeerblätter*

MATERIAL

- *Feuerstelle*
- *Stift und Zettel*
- *Zeitungspapier*
- *Schnur*

Ritual

1 | Gehen Sie an einem ruhigen Tag zu einer Feuerstelle im Freien und machen Sie ein kleines Feuer.

2 | Atmen Sie ein paarmal tief durch, lassen Sie Ihren Geist zur Ruhe kommen und konzentrieren Sie sich dann auf das Thema, das Sie beschäftigt. Der erste Schritt beim Vergeben besteht darin, sich ganz ehrlich einzugestehen, wo man gerade steht. Denken Sie daran, wenn Sie nun auf einen Zettel unter der Überschrift »Was tut mir weh?« notieren, warum Sie so aufgebracht sind.

3 | Wenn Sie damit fertig sind, überlegen Sie einen Moment, auf welche Weise Ihnen Ihr Zorn und Schmerz gedient hat. Haben sie Ihnen geholfen, die Schuld von Ihnen auf andere abzuwälzen? Haben sie Sie davon abgehalten, etwas zu unternehmen, vor dem Sie Angst haben? Haben Sie sich dadurch stärker gefühlt? Unser Unterbewusstsein ist richtig gut darin, sich nur an das zu klammern, was uns auf irgendeine Weise hilft. Nehmen Sie sich etwas Zeit, sich einzugestehen, wie Ihnen Ihr andauernder Ärger geholfen hat, und notieren Sie das unter der Überschrift »Wie hat mir mein Schmerz geholfen?«

4 | Nachdem Sie sich eingestanden haben, wo Sie gerade stehen und warum Sie dort verweilen, besteht der nächste Schritt darin, Mitgefühl zu entwickeln. Falls es sich um einen Fall von Selbstvergebung handelt, versuchen Sie, Selbstmitgefühl aufzubauen. Falls Sie jemand anders vergeben wollen, versuchen Sie, sich in die Person hineinzuversetzen und sich deren Schmerz vorzustellen. Wie wurde durch diese Situation auch die andere Person verletzt? Schreiben Sie dies unter der Überschrift »Wie wurden die anderen verletzt?« nieder.

5 | Stellen Sie schließlich die Frage: »Was will ich, dass mit dem Schmerz geschieht?« Nur wir selbst haben die Möglichkeit, etwas zu ändern, und loszulassen, was uns zurückgehalten hat. Entscheiden Sie sich jetzt, worin sich Ihr Zorn und Ärger verwandeln soll, und schreiben Sie es nieder.

6 | Danach wickeln Sie den Zettel um Ihr Kräuterbündel und darüber noch eine weitere Lage Zeitungspapier. Befestigen Sie alles mit einem Stück Schnur. Übergeben Sie das Bündel dem Feuer. Während Sie dabei zuschauen, wie es sich in den Flammen auflöst, sprechen Sie die Affirmation laut aus.

AFFIRMATION

*»Ich vergebe dir nun voll und ganz.
Ich segne dich und entlasse dich
aus meinem Leben.«*

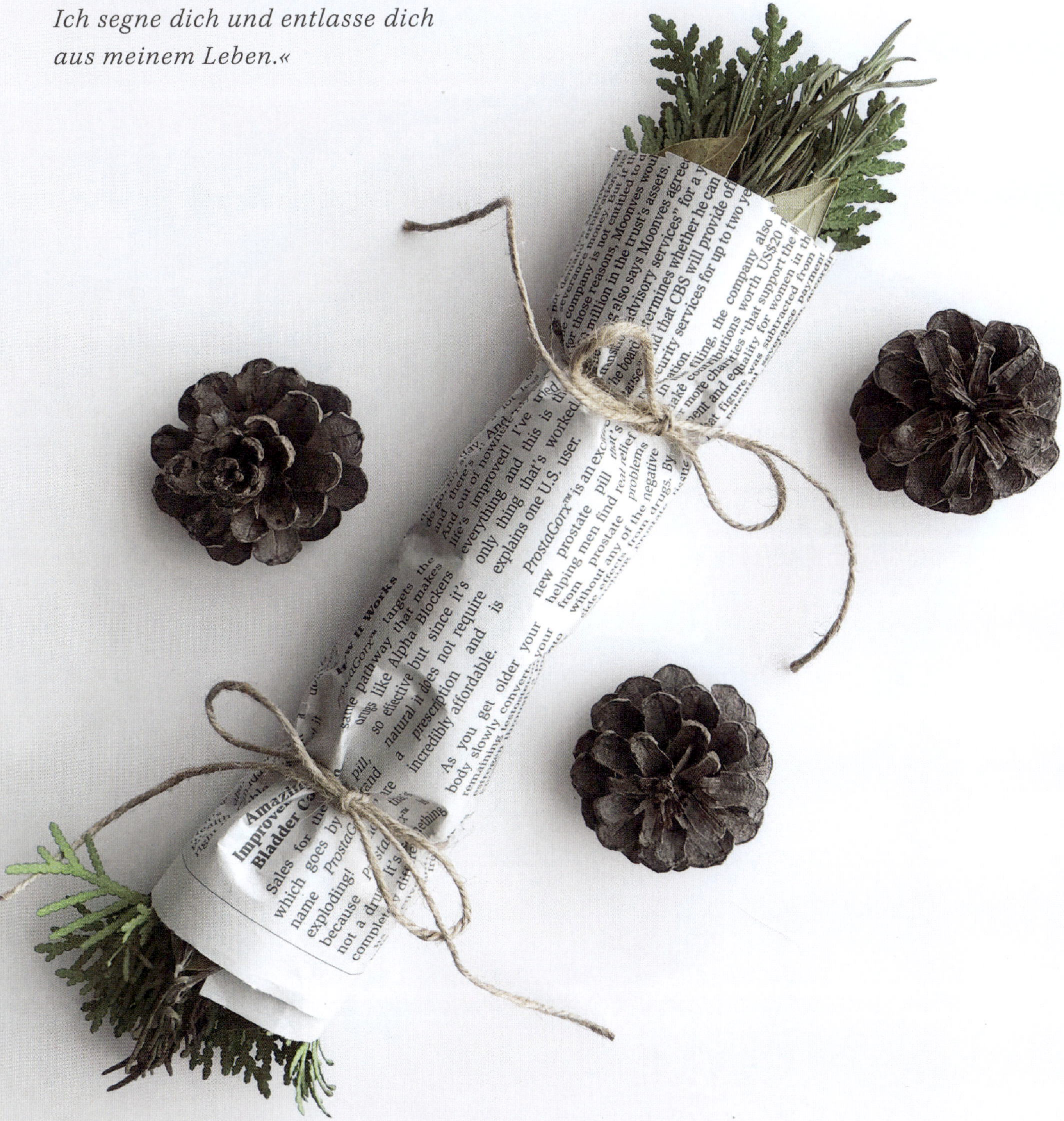

24 FREUNDSCHAFT

Verbindung · Harmonie · Gemeinschaft

Überraschenderweise hat einer der wichtigsten Faktoren für ein langes Leben nichts mit Ihrer körperlichen Gesundheit zu tun – es geht um Kameradschaft und unsere Eingebundenheit in eine Gemeinschaft. Das zeigt, wie wichtig es ist, eine positive Beziehung zu unseren Mitmenschen aufzubauen. Wenden Sie dieses Ritual an, um Ihre bestehenden Freundschaften zu vertiefen und neue in Ihr Leben zu ziehen.

MISCHUNG

- *Chrysanthemen oder Löwenzahn*
- *Rose*
- *Wildblumen aller Arten*
- *Mädesüß*
- *Weißer Salbei*

HEILSTEIN

- *Zwei Bergkristalle*

MATERIAL

- *Schnur*
- *Packpapier*
- *Karteikarte*
- *Hitzebeständige Schale*

Ritual

1 | Wickeln Sie zwei Kräuterbündel und binden Sie sie fest zusammen, als ein Zeichen für die Liebe, die zwei befreundete Menschen miteinander verbindet.

2 | Reinigen Sie Ihre Bergkristalle unter dem laufenden Wasserhahn und bitten Sie Ihre höhere Macht, Sie von allen niederen Energien zu befreien. Der Bergkristall ist dafür bekannt, die Energie seines Besitzers anzunehmen, was bedeutet, dass er mit jedem Wunsch und jeder Absicht programmiert werden kann. Halten Sie einen der Bergkristalle in Ihrer Hand, schließen Sie die Augen und sagen Sie im Geiste die Affirmation auf. Wenn Sie damit fertig sind, befestigen Sie den Bergkristall am unteren Ende des Bündels.

3 | Wickeln Sie beide Bündel in Packpapier ein und beschriften Sie eines mit Ihrem Namen und das andere mit dem Namen Ihres Freundes oder Ihrer Freundin. Schreiben Sie die Affirmation auf eine kleine Karteikarte und stecken Sie sie in sein oder ihr Bündel.

4 | Schenken Sie der befreundeten Person beide Bündel und bitten Sie sie, die Affirmation mit dem anderen Bergkristall (den Sie noch nicht programmiert haben) in der Hand auszusprechen und ihn dann zurückzugeben.

5 | Räuchern Sie Ihre Kräuterbündel, wann immer Sie wollen, gemeinsam oder alleine.

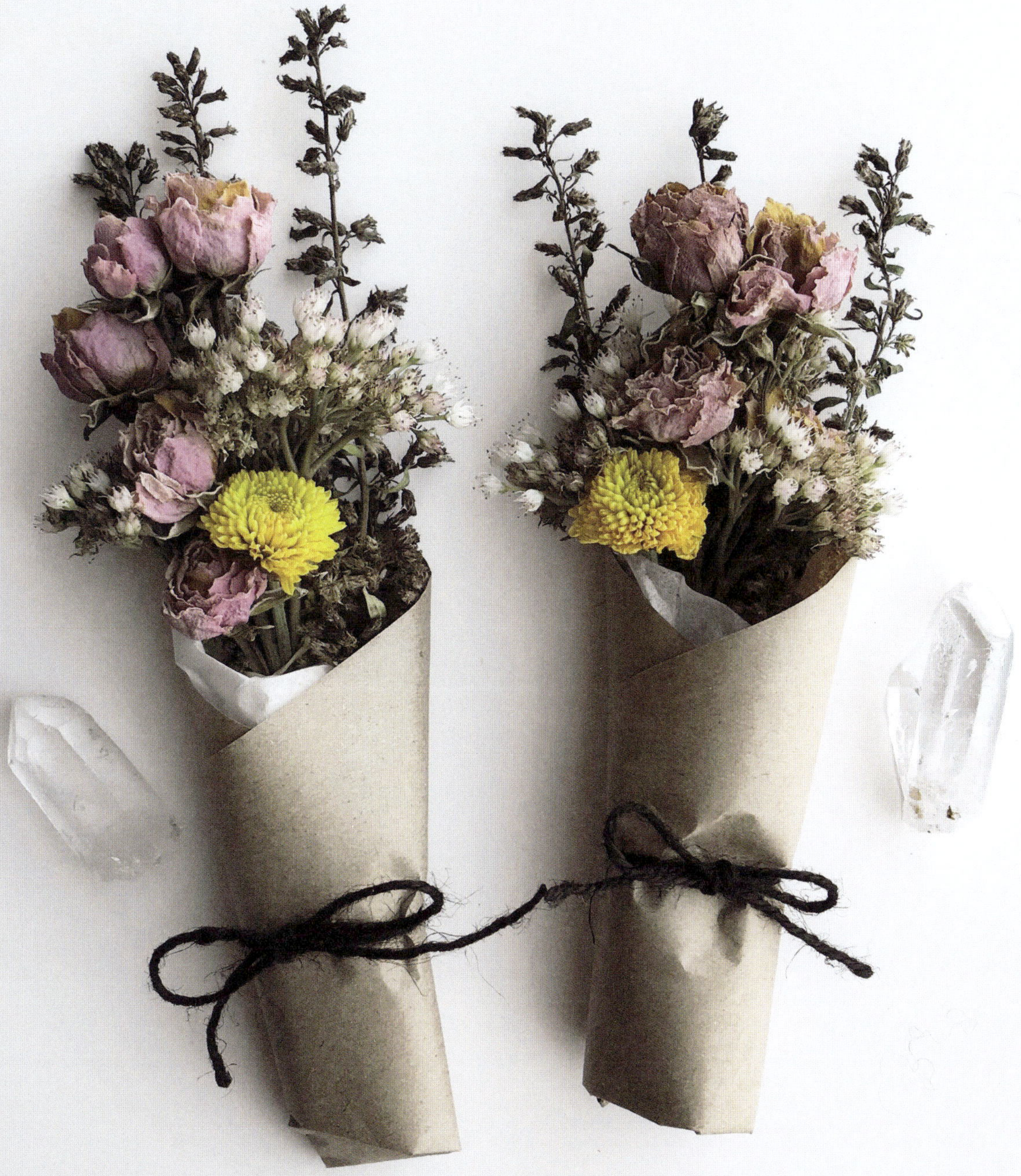

AFFIRMATION

»Durch diese Freundschaft werden wir gestärkt, gesegnet und bereichert.«

25 AURA-REINIGUNG

Neuausrichtung · Energetische Reinigung · Chakras im Gleichgewicht

Dieses Ritual, das die Wirkung der Farbtherapie nutzt, wurde erstellt, um Ihre Aura von Kopf bis Fuß neu zu ordnen. Setzen Sie das Aura-Reinigungsritual ein, wenn Sie das Gefühl haben, dass Ihre Chakras nicht im Gleichgewicht sind, oder binden Sie es in Ihr Übungsprogramm für einen ausgeglichenen Energiehaushalt ein.

MISCHUNG

- *Weißer Salbei*
- *Ätherisches Myrrheöl (4-6 Tropfen)*
- *Muskatnusspulver*
- *Blumen Ihrer Wahl in den Farben der Chakras: Rot, Orange, Gelb, Grün, Hellblau, Dunkelblau, Violett*

MATERIAL

- *Schnur*
- *Hitzebeständige Schale*
- *Federstab*

Ritual

1 | Wickeln Sie Ihr Kräuterbündel und beträufeln Sie es mit ein paar Tropfen des ätherischen Myrrheöls. Streuen Sie eine kleine Menge Muskatnusspulver darauf. Verwenden Sie nun die Blumen in den entsprechenden Chakra-Farben und wickeln Sie die Blüten ausgehend vom unteren Ende vorsichtig in der folgenden Reihenfolge um Ihre Bündel: Rot (Wurzelchakra), Orange (Sakralchakra), Gelb (Nabelchakra), Grün (Herzchakra), Hellblau (Halschakra), Dunkelblau (Stirnchakra), Violett (Scheitelchakra).

2 | Zünden Sie Ihr Kräuterbündel an und legen Sie es in eine hitzebeständige Schale. Setzen oder legen Sie sich hin, schließen Sie die Augen und bitten Sie Ihre höhere Macht, Ihre Energie zu segnen und zu schützen, während Sie dieses Ritual ausführen.

3 | Nehmen Sie ein paar tiefe Atemzüge und stellen Sie sich vor, Sie stehen am unteren Ende einer sehr langen Treppe, die in den Himmel hinaufragt. Als Sie damit beginnen, die Stufen hinaufzugehen, bemerken Sie, dass die Luft um Sie herum rot ist. Atmen Sie dieses Rot ein, bis Sie das Gefühl haben, dass es Ihren ganzen Energiekörper durchflutet. Danach sprechen Sie die Affirmation: »Ich bin ein göttliches Lichtwesen. Ich bringe mich selbst wieder in ein ideales energetisches Gleichgewicht.«

4 | Steigen Sie weiter die Treppe hinauf und durchwandern Sie dabei die Farben in der Reihenfolge, wie Sie auf Ihrem Bündel angeordnet sind, bis Sie oben angekommen sind.

5 | Wenn Sie fertig sind, bedanken Sie sich bei Ihrer höheren Macht für das neue Gleichgewicht und bitten sie darum, dass Ihre Energie für den Rest des Tages beschützt wird.

AFFIRMATION

*»Ich bin ein göttliches Lichtwesen.
Ich bringe mich selbst wieder in ein ideales energetisches Gleichgewicht.«*

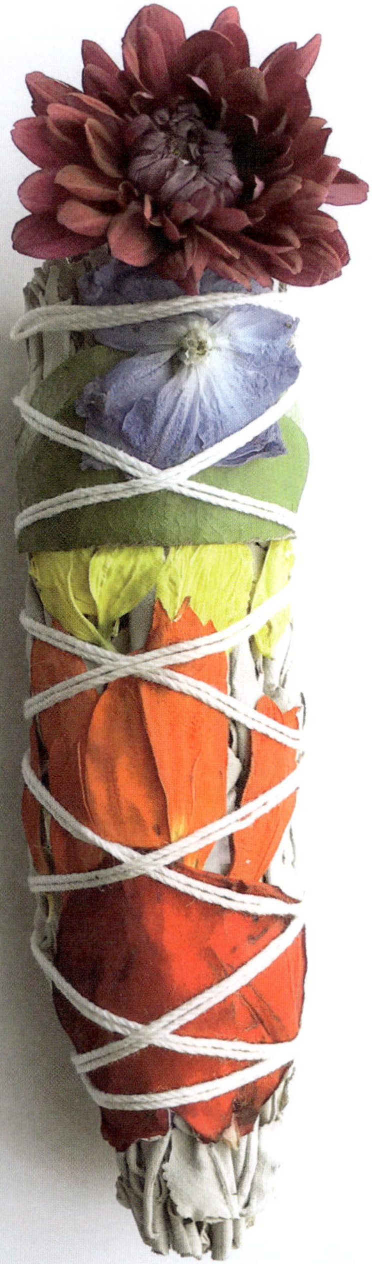

26 ÜBERGÄNGE

Das Leben feiern · Kummer heilen · Leben nach dem Tod

Dieses Ritual soll bei den Übergängen geliebter Menschen helfen, um den Tod als einen Durchgang, aber nicht als das Ende zu verstehen. Wenden Sie dieses Ritual an, um nach einem Todesfall Frieden zu finden und gut damit abschließen zu können, oder einem Geist, der noch zu verweilen scheint, beim Übergang in das Leben nach dem Tod behilflich zu sein.

MISCHUNG

- *Wacholder*
- *Birkenrinde*
- *Wildblumen*

MATERIAL

- *Schnur*
- *Hitzebeständige Schale*
- *Federstab*

Ritual

1 | Die Erde wird seit Tausenden von Jahren mit dem Leben nach dem Tod in Verbindung gebracht, da man in vielen Kulturen Gräber anlegt und Grabsteine zu Ehren der Toten beschriftet. Beginnen Sie das Ritual, indem Sie so viele Bestandteile wie möglich selbst sammeln, mit der Absicht, sich mit Mutter Erde zu verbinden – ein wichtiger Aspekt für dieses segensreiche Ritual. Wacholder, Birkenrinde und Wildblumen sind einfach in der Natur zu finden.

2 | Wickeln Sie Ihre Mischung zusammen und nehmen Sie an einem ruhigen Ort Platz, am besten im Freien. Zünden Sie Ihr Kräuterbündel an, fächeln Sie den Rauch sanft über Ihren Körper und bitten Sie Ihre höhere Macht, dieses Ritual zu segnen und zu unterstützen. Legen Sie das Bündel an einen sicheren Ort zum Räuchern ab.

3 | Schließen Sie Ihre Augen und stellen Sie sich vor, wie Sie in eine dunkle Höhle hinabsteigen. Atmen Sie ruhig und gleichmäßig, während Sie beobachten, wie Sie sich immer tiefer hinunterbewegen, bis Sie ganz unten angekommen sind.

4 | Während Sie spüren, wie Ihre Füße fest auf dem Boden stehen, sehen Sie, dass ein weißes Licht in der Ferne zu leuchten beginnt. Mit jedem Atemzug scheint es heller und heller, bis es bald alles erstrahlen lässt. Sie sehen, wie eine Gestalt aus diesem Licht heraustritt. Es ist die Person, die von Ihnen gegangen ist. Sie gehen auf diese Person zu, schauen ihr in die Augen und spüren ein tiefgehendes Gefühl der Liebe und des Friedens, das von ihr ausgeht.

5 | Nun ist der Zeitpunkt gekommen, an dem Sie dem Wesen, das herübergekommen ist, alles sagen können, was Sie wollen. Alle Gefühle sind willkommen und erlaubt, ob es sich um positive oder negative handelt. Nehmen Sie sich so viel Zeit, wie Sie brauchen.

6 | Danach visualisieren Sie, wie diese Person zurück in das Licht tritt. Wenn sich das Licht wieder entfernt hat, sprechen Sie Ihre Affirmation und danken Sie Ihrer höheren Macht.

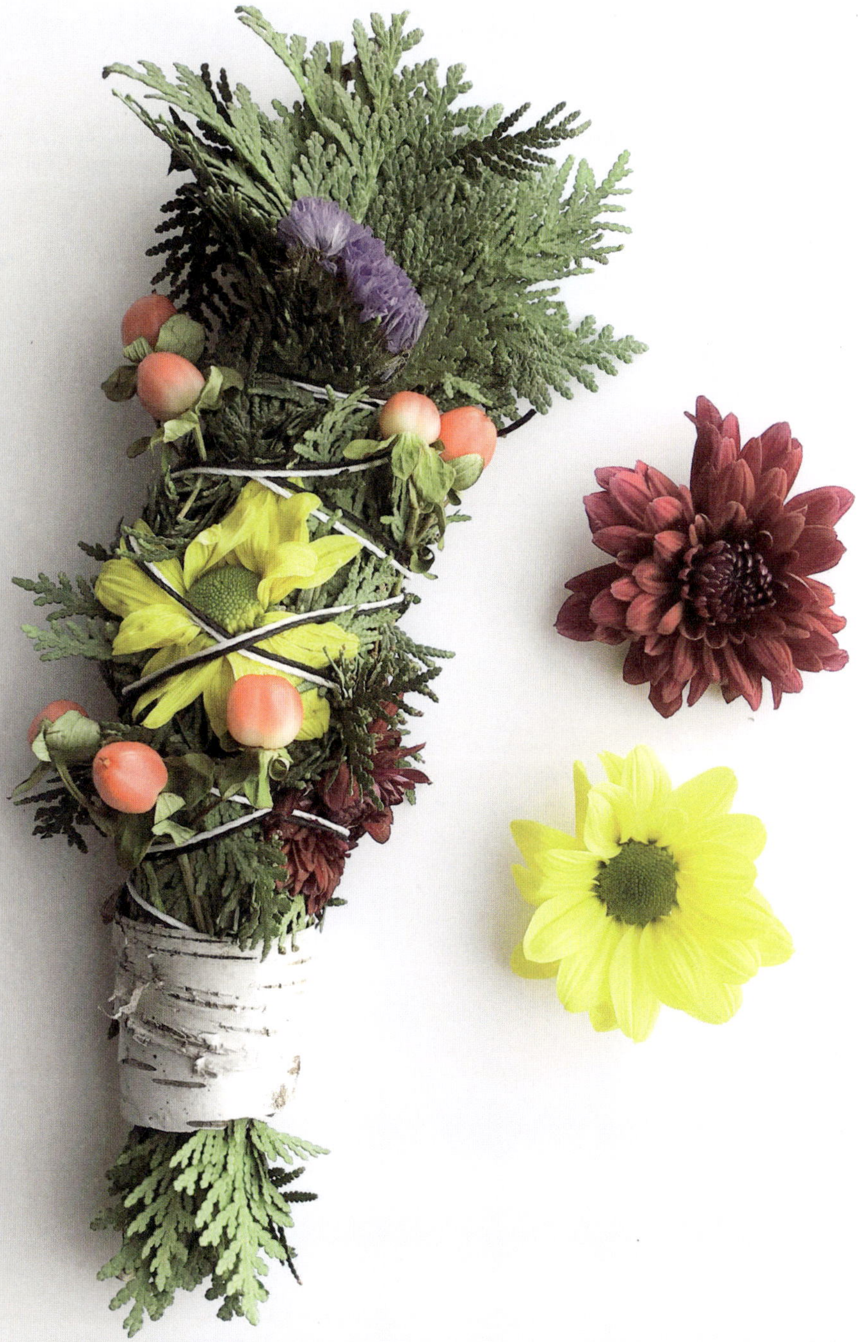

AFFIRMATION

»Unsere Herzen sind geheilt und ganz, während du in das Licht trittst.«

27 KREATIVITÄT

Frische Ideen · Neue Perspektiven · Innovationen

Diese frische und belebende Mischung ist dazu gemacht, Ihre Sinne anzuregen, Ihre Intuition zu wecken und dafür zu sorgen, dass Ihre Kreativität so richtig Fahrt aufnimmt. Sie eignet sich besonders gut für Schriftsteller, Unternehmer und Künstler. Führen Sie das Kreativitätsritual aus, wenn Sie auf der Suche nach neuen Erkenntnissen und Ideen sind oder einen extra Kreativitätsschub benötigen, um ein wichtiges Projekt abzuschließen.

MISCHUNG

- *Rosmarin*
- *Orangenschale*
- *Zimt*
- *Färberdistel*
- *Inkalilie*

MATERIAL

- *Schnur*
- *Hitzebeständige Schale*
- *Federstab*
- *Notizbuch und Stift*

Ritual

1 | Dieses einfache Ritual soll am Morgen gleich nach dem Aufwachen ausgeführt werden. Setzen oder legen Sie sich an einem ruhigen Ort hin, wo Sie ungestört sind und zünden Sie Ihr Kräuterbündel an. Nehmen Sie einige tiefe Atemzüge und lassen Sie sich von dem beruhigenden Geruch umgeben. Bitten Sie Ihre höhere Macht, dieses Ritual zu segnen.

2 | Wenn Sie bereit dazu sind, stellen Sie Ihrer höheren Macht folgende Frage: »Welche Wunder willst du mich heute erschaffen lassen?«

3 | Bleiben Sie ganz ruhig sitzen und lassen Sie die Antworten von alleine kommen. Schreiben Sie alle Gedanken und Ideen auf, die Ihnen in den Sinn kommen, und widerstehen Sie der Versuchung, sie zu filtern oder zu deuten. Sobald Sie das Gefühl haben, dass Ihre Gedanken abschweifen, zentrieren Sie einfach wieder Ihren Geist, indem Sie die Frage wiederholen.

4 | Führen Sie dieses Ritual so lange aus, wie es Ihnen richtig erscheint. Sie werden es wissen, wenn Sie zum Ende gekommen sind. Danken Sie Ihrer höheren Macht für die kreativen Erkenntnisse.

5 | Haben Sie das Notizbuch den ganzen Tag griffbereit, damit Sie alle weiteren Ideen niederschreiben können, die Ihnen durch den Kopf gehen. Die Frage kann den ganzen Tag über als wirkungsvolle Affirmation eingesetzt werden, um die Kreativität anzustacheln. Wiederholen Sie sie so oft Sie wollen.

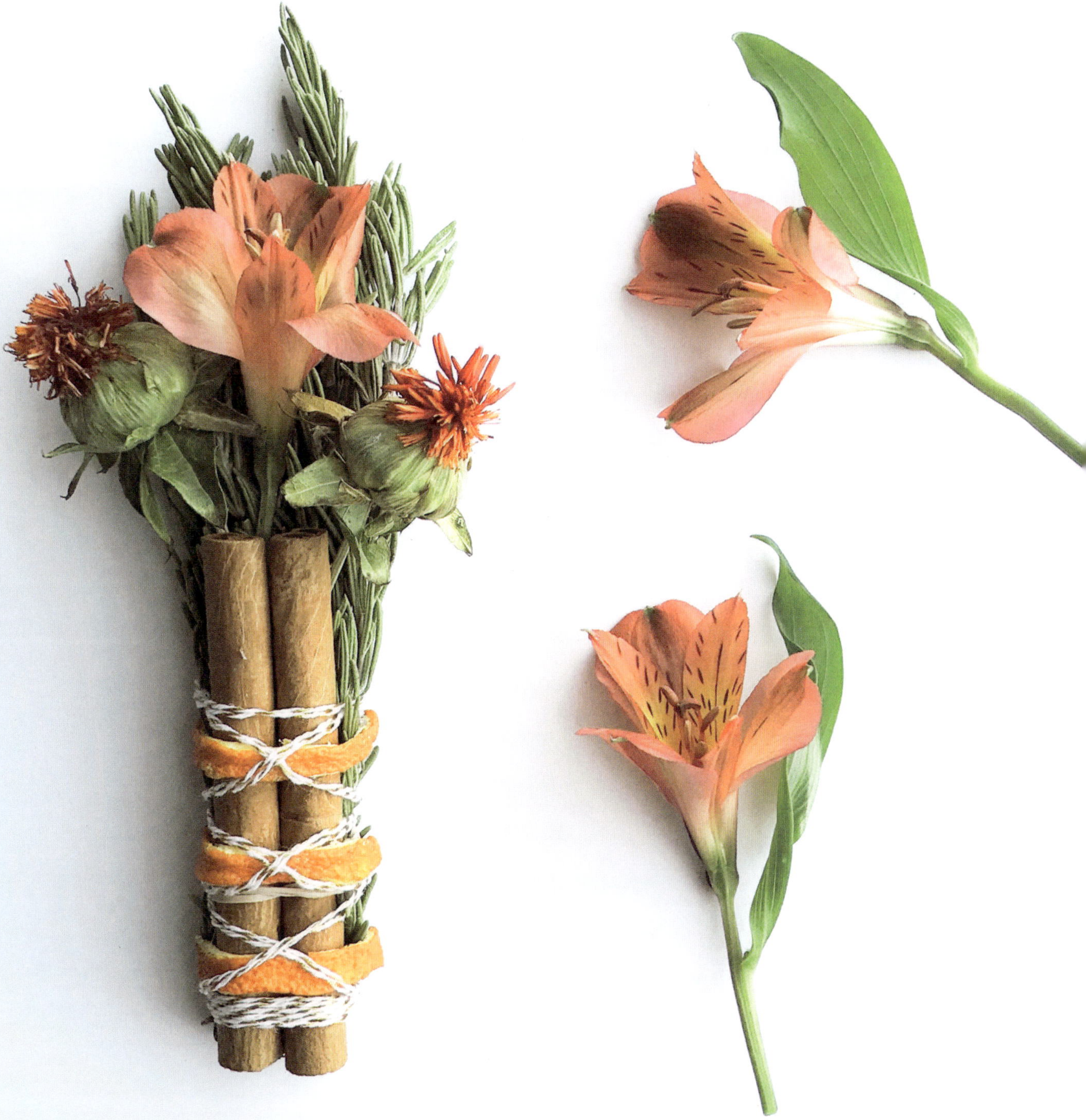

AFFIRMATION

»Welche Wunder willst du mich heute erschaffen lassen?«

28 SICH VON SÜCHTEN BEFREIEN

Gewohnheiten aufgeben · Genesung · Lebensstil verbessern

Stress ist oft unser täglicher Begleiter. Ihm mithilfe von Smartphones, Fernsehen, Essen, Drogen oder Alkohol entfliehen zu wollen ist nichts Ungewöhnliches, schadet aber der Gesundheit. Diese frische und regenerierende Mischung soll dabei helfen, schlechte Angewohnheiten, Verhaltensmuster und Süchte hinter sich zu lassen und stattdessen einen positiven Lebensstil zu wählen, der Sie stark und unabhängig macht.

MISCHUNG

- *Eukalyptus*
- *Kiefer*
- *Zitronengras*
- *Zitronenschale*

HEILSTEIN

- *Amethyst*
- *Bergkristall (optional)*

MATERIAL

- *Schnur*
- *Federstab*
- *Wasserkrug*
- *Wasser*
- *Trinkglas*

HINWEIS: Dieses Ritual kann als Ergänzung zu einem klassischen Entzugsprogramm für Drogen und Alkohol angewandt werden.

Ritual

1 | Suchen Sie einen ruhigen Platz auf, an dem Sie nicht gestört werden, entzünden Sie Ihr Kräuterbündel und fächeln Sie den Rauch sanft über Ihren Körper. Während der Rauch über Sie gleitet, bitten Sie Ihre höhere Macht, dieses Ritual zu segnen und zu schützen und Sie dabei zu unterstützen, alle energetischen Bindungen zu durchtrennen, die Sie an die Angewohnheit ketten, die Sie ablegen möchten.

2 | Schließen Sie Ihre Augen und atmen Sie tief durch. Stellen Sie sich vor, wie beim Ausatmen ein dicker, schwarzer Nebel aus Ihrer Lunge strömt. Dieser schwarze Nebel symbolisiert die niederen Energien, an die Sie sich durch Ihre Abhängigkeit oder schlechte Angewohnheit geklammert haben.

3 | Sobald Sie das Gefühl haben, dass der ganze Nebel Ihren Körper verlassen hat, öffnen Sie ein Fenster, damit die Energie entweichen kann.

4 | Füllen Sie Ihren Krug mit Wasser und legen Sie einen Amethyst hinein. Der Amethyst wird auch als »Meisterheiler« bezeichnet und kommt seit Tausenden von Jahren bei der Behandlung von Süchten zum Einsatz. Er ist dafür bekannt, Stress zu lindern, unsere Denkprozesse zu schärfen und uns dabei zu helfen, verantwortungsvolle Entscheidungen zu treffen. Sie können zudem einen Bergkristall verwenden, der die Energie des Amethysts noch verstärkt.

5 | Legen Sie Ihre Hände um den Krug, schließen Sie die Augen und visualisieren Sie, wie ein heilendes weißes Licht aus Ihren Händen in den Krug wandert. Dieses Licht ist ein Symbol für die positiven Entscheidungen, durch die Sie sich jetzt selbst wieder stärken werden.

6 | Wenn Sie das Gefühl haben, dass der Krug bis oben hin mit dieser positiven Energie gefüllt ist, öffnen Sie Ihre Augen und gießen Sie sich ein Glas Wasser ein. Trinken Sie das Wasser, während Sie im Geiste die Affirmation aussprechen und Ihrer höheren Macht danken. Trinken Sie täglich ein Glas, bis der Krug leer ist.

AFFIRMATION

»Ich treffe gesunde Entscheidungen, die mich stärken.«

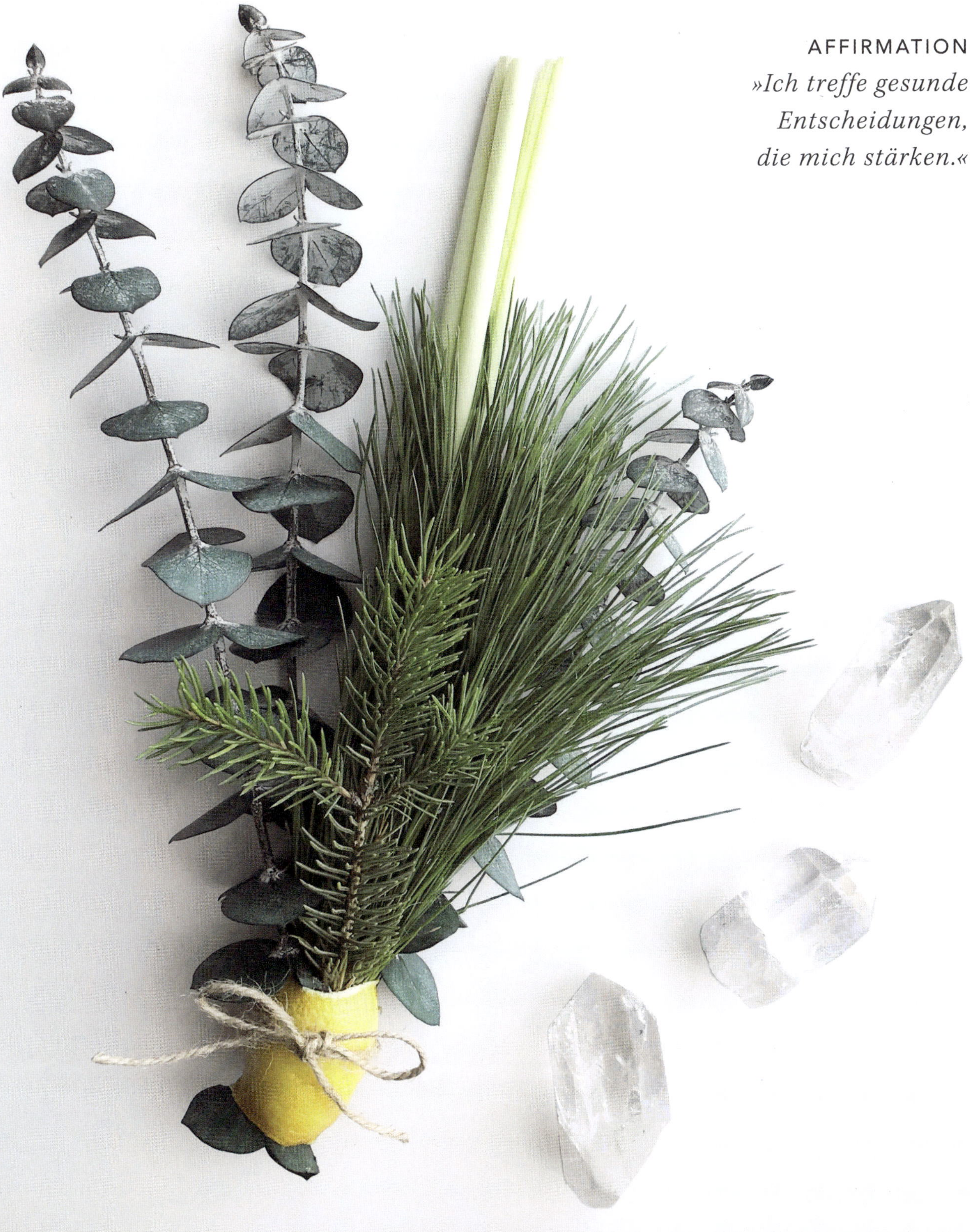

29 NACH EINEM STREIT

Vergebung · Verständnis · Loslassen

Wir alle waren schon einmal in der unangenehmen Situation, nach einem Streit in einem Zimmer zu sitzen und uns wieder zu sammeln. Die Luft ist wie zum Schneiden, und nichts wünschen wir uns sehnlicher, als dass wieder Frieden einkehrt. Diese Mischung ist dafür gedacht, einen Raum von niederen Energien zu reinigen und uns nach einem Streit dabei zu helfen, wieder in aller Ruhe unsere Mitte zu finden.

MISCHUNG

- *Weißer Salbei*
- *Lavendel*
- *Rosarote Rose*
- *Getrocknete Schafgarbe*

HEILSTEIN

- *Rosenquarz*

MATERIAL

- *Schnur*
- *Hitzebeständige Schale*
- *Federstab*

Ritual

1 | Nehmen Sie ruhig in dem Raum Platz, wo der Streit vorgefallen ist. Entzünden Sie Ihre Mischung und platzieren Sie sie in einer hitzebeständigen Schale.

2 | Nehmen Sie den Rosenquarz, den Stein des Mitgefühls und der bedingungslosen Liebe, in die Hand, schließen Sie die Augen und bitten Sie Ihre höhere Macht, Ihr Herz zu heilen. Bitten Sie, diese Situation betreffend, um gegenseitiges Verständnis und dass wieder Frieden einkehrt.

3 | Wenn Sie damit fertig sind, platzieren Sie den Stein am Eingang des Raums, am besten an einem versteckten Platz, als ein Symbol dafür, dass von nun an nur noch die Liebe diesen Raum betreten mag.

4 | Öffnen Sie ein Fenster oder eine Tür, damit die negative Energie entweichen kann.

5 | Nun nehmen Sie das Kräuterbündel und den Federstab und verteilen den Rauch in alle vier Ecken des Raums, während Sie vor jeder Wand die Affirmation wiederholen.

6 | Beschließen Sie das Ritual, indem Sie Ihrer höheren Macht für die vollkommene Heilung danken, die sich vollzogen hat.

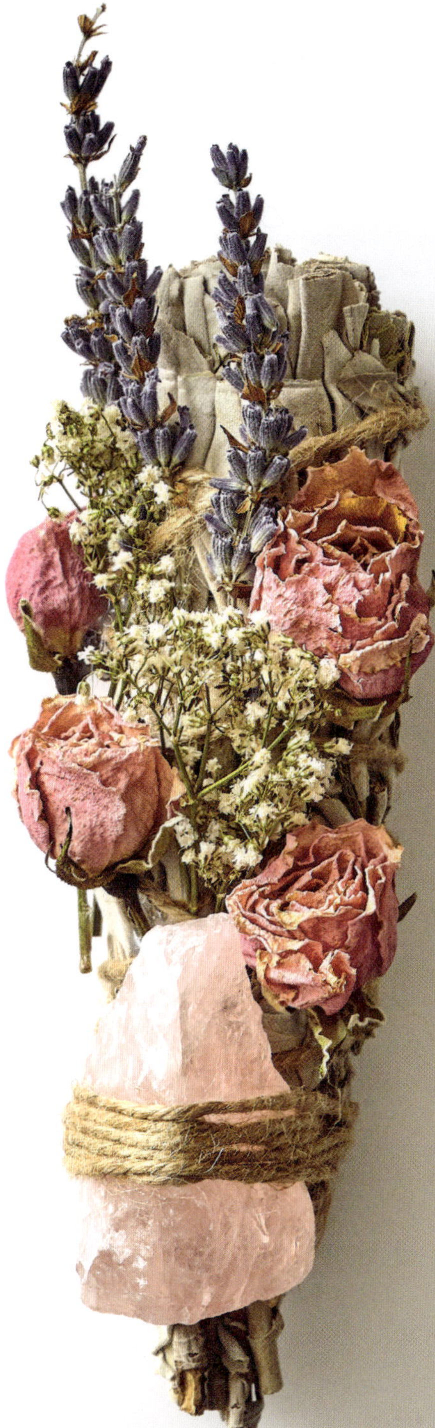

AFFIRMATION

»Ich lasse alle Wunden los und gebe uns dem Licht zurück.«

30 GESEGNETE EHE

Verlobung · Heirat · Jubiläum

Falls Sie oder jemand, den Sie kennen, heiratet oder ein Hochzeitsjubiläum feiert, bietet dieses Ritual eine einzigartige Gelegenheit, diesem Ereignis eine besondere Bedeutung zu verleihen. Nehmen Sie dieses Ritual in Ihr Hochzeitsprogramm auf oder führen Sie es in aller Ruhe mit wenigen engen Freunden und Familienmitgliedern aus. Diese Mischung dient nicht nur als wirkungsvolles Mittel zur Reinigung, sondern macht sich auch großartig als Bouquet für die Hochzeitsfeier. Verwenden Sie die übrig gebliebenen Lavendel- und Rosenblüten, um daraus einen entzückenden, biologisch abbaubaren Brautstrauß zum Werfen anzufertigen.

MISCHUNG

- *Lavendel*
- *Kugeldistel*
- *Palmkätzchen*
- *Samtgras (auch bekannt als Hasenschwänzchen)*
- *Mädesüß*
- *Weiße Rosen*

MATERIAL

- *Schnur*
- *Band oder Spitze (optional)*
- *Hitzebeständige Schale*
- *Federstab*

Ritual

1 | Diese Mischung soll im Rahmen einer Hochzeits-, Verlobungs- oder Jubiläumsfeier in Anwesenheit von einer Gruppe Ihnen nahestehender Menschen in einer hitzebeständigen Schale verbrannt werden.

2 | Braut und Bräutigam sollen jemanden bestimmen, der das Ritual leitet, und auch eine Handvoll Familienmitglieder und Freunde auswählen, die daran teilnehmen. Bitten Sie darum, dass eine Person nach der anderen vor die Eheleute tritt, die Affirmation laut ausspricht und den Rauch sanft in Richtung des Brautpaars fächelt.

3 | Nachdem dies alle getan haben, wird die gesamte Gruppe darum gebeten, die Affirmation gemeinsam laut auszusprechen.

4 | Zum Abschluss sollte der Ritualleiter ein kurzes Dankgebet aussprechen, um das Ritual zu beenden.

AFFIRMATION

»Durch diesen Bund werden wir gesegnet.«

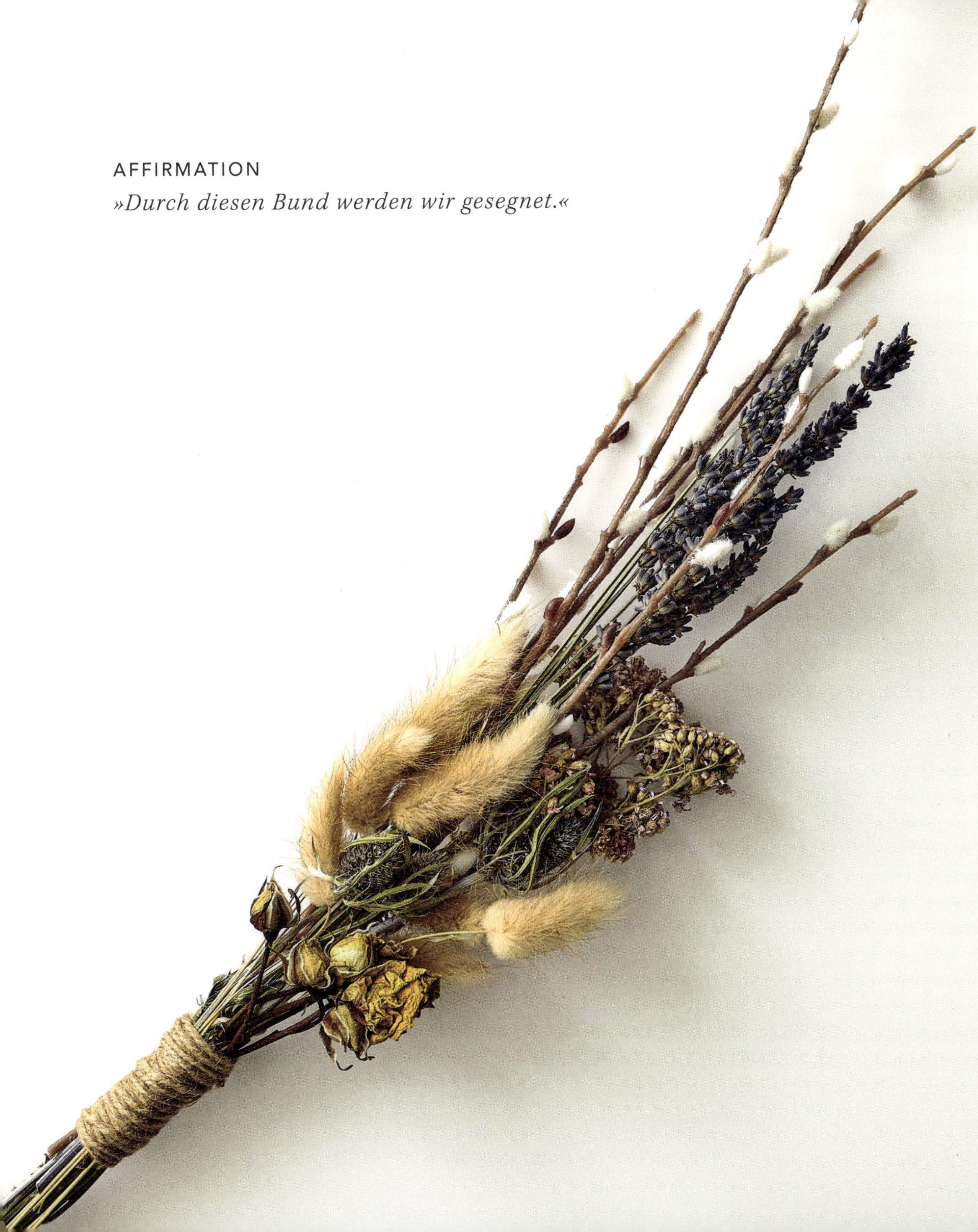

REGISTER

Rituale sind **gefettet.**

DANKSAGUNG

Für Kai, Elliot und Henrik – Ihr seid meine bevorzugte Quelle der Inspiration.

In dankbarer Erinnerung an Marta Queen – Deine spirituelle Führung und Weisheit haben mir so viel bedeutet.

BIBLIOGRAFIE

Essential Oils Desk Reference (Essential Science Publishing, 2. Auflage, 2000)

Sacred Herbs: Your Guide to 40 Medicinal Herbs and How to Use Them for Healing and Well-Being, Opal Streisand (Sterling Publishing, 2018)

The Secret Language of Flowers, Samantha Gray (CICO Books, 2015)

Sacred Space: Clearing and Enhancing the Energy of Your Home, Denise Linn (Rider, neue Ausgabe, 2005)